DES SOINS A PRENDRE PENDANT LA DENTITION DES ENFANS ET POUR CONSERVER LES DENTS.

AF727974

Rien ne prouve mieux la supériorité de l'Eau balsamique et spiritueuse de M. Botot, pour entretenir la beauté des dents et la fraîcheur de la bouche, sur les autres cosmétiques du même genre, que les nombreuses contrefaçons auxquelles elle a donné lieu depuis son origine; mais ces imitations, toujours imparfaites, sont loin de réunir les propriétés incontestables de la véritable Eau balsamique de la composition de M. Botot. Pour éviter les effets de la contrefaçon, M. Botot a fait graver sur ses bouteilles les mots Eau de Botot, et sa signature, telle qu'elle est ci-dessous, se trouve apposée sur l'étiquette de chaque flacon. Les personnes qui font usage de son Eau balsamique sont invitées à la prendre à son domicile, rue Coq-Héron, n°. 5.

IMPRIMERIE
DE Mme. HUZARD (née VALLAT LA CHAPELLE),
rue de l'Éperon, n°. 7.

DES SOINS A PRENDRE PENDANT LA DENTITION DES ENFANS ET POUR CONSERVER LES DENTS, ENTRETENIR LA BOUCHE SAINE ET EMPÊCHER LA MAUVAISE HALEINE;

Par M. Botot.

Nouvelle Édition.

BIBLIOTHÈQUE ROYALE

A PARIS,

CHEZ L'AUTEUR, RUE COQ-HÉRON, N°. 5,
Derrière la Grande Poste.

1832.

INTRODUCTION.

On a beaucoup écrit sur les maladies de la bouche, sur celles des alvéoles, des dents et des gencives; mais on s'est peu occupé des moyens de les prévenir. Quelques médecins ont publié des vues, soit générales, soit particulières, sur cet objet intéressant, dans des écrits où ils traitent une infinité d'autres objets : quelqu'utiles qu'elles puissent être, elles sont éparses dans des ouvrages plus ou moins volumineux, et confondues avec divers autres sujets qui leur sont absolument étrangers. Elles peuvent être connues des maîtres de l'art; mais elles sont ignorées par le public, par les personnes de tout rang, de tout âge, de tout sexe, qui, personnellement intéressées à la conservation de leurs dents, s'empresseraient à mettre en pratique les moyens utiles qui peuvent y être indiqués.

Quelques dentistes s'en sont occupés; mais les uns ont entremêlé la conservation des dents avec le traitement de leurs maladies, les autres se sont bornés à ces dernières, et tous ont considéré cet objet d'une manière analogue à l'exercice de leur art, c'est à dire ont joint les préceptes sur les soins particuliers, à l'usage des instrumens qu'ils emploient.

Il est bien plus important de séparer ces objets, et de mettre chacun à portée de veiller lui-même à la conservation de ses dents, sans le secours des instrumens, douleurs dont elles sont accompagnées, sur les inconvéniens qui en résultent pour la santé du corps et pour la beauté de la figure, et surtout sur la facilité et la simplicité des soins qui peuvent les prévenir, fera sentir l'importance et l'utilité du travail que j'entreprends; il est la suite de l'expérience que j'ai acquise, et le résultat d'une réunion de préceptes épars dans les ouvrages des maîtres de l'art.

Je ne m'occuperai point des maladies des dents et des gencives, dans la vue d'indiquer leur méthode curative ; ce n'est point là l'objet de mon travail : je ne les considérerai que relativement aux causes qui les produisent et aux effets qui en résultent, pour pouvoir établir d'une manière plus positive les moyens propres à les prévenir; je m'attacherai surtout aux précautions qui seules peuvent y conduire; en un mot, mon plan ne s'étend point jusqu'aux préceptes curatifs, il est borné aux seuls préservatifs.

Je considérerai d'abord les dents chez les enfans, les accidens qui accompagnent les différentes dentitions, les maladies qui en sont la suite, et les moyens faciles dont l'usage peut beaucoup contribuer à faciliter l'éruption des dents, à diminuer la violence des symptômes qui l'accompagnent, à prévenir le danger qui en est une suite ordinaire; j'y joindrai un tableau des soins qui, employés de bonne heure, peuvent prévenir l'altération et la chute de ces parties dans un âge plus avancé. Je passerai ensuite à l'état des dents chez les adultes, aux maladies auxquelles elles sont sujettes, aux causes qui les produisent, aux moyens de les prévenir; j'y joindrai quelques réflexions sur les inconvéniens et les dangers de quelques remèdes dont l'usage est assez familier, et dont les suites peuvent être fâcheuses. Je ferai précéder ces détails par quelques notions succinctes sur la formation, la composition et l'éruption des dents ; ces connaissances sont nécessaires pour établir avec plus de certitude les préceptes dont j'entreprends de tracer le tableau.

SUR

LES SOINS NÉCESSAIRES

POUR LA PROPRETÉ

DE LA BOUCHE

ET

LA CONSERVATION DES DENTS.

CHAPITRE PREMIER.

NOTIONS GÉNÉRALES SUR LA STRUCTURE ET LE DÉVELOPPEMENT DES DENTS.

ARTICLE Ier.

NOMBRE ET DIVISION DES DENTS.

Les dents sont des os d'un blanc éclatant, les plus solides et presque les plus petits du corps humain; elles sont enclavées dans des trous ou enfoncemens connus sous le nom d'*alvéoles*, qu'on trouve sur les deux mâchoires, la supérieure et l'inférieure : de là dérive leur première division en *supérieures* et en *inférieures*; leur nombre varie dans les différens âges. Nous indiquerons ces variétés en décrivant l'ordre de leur sortie ou éruption; mais dans l'âge mûr, après que l'éruption est complète, elles sont au nombre de trente-deux, seize à chaque mâchoire, quelquefois moins, et rarement davantage. Elles sont divisées plus particulièrement en trois classes, en *incisives*, quatre à chaque mâchoire, dont elles occupent le milieu ; en *canines*, deux à chaque mâchoire, une de chaque côté à la suite des incisives; et en *molaires*, dix à chaque mâchoire, cinq de chaque côté, à la suite des canines; ces dernières sont distinguées en grandes, au nombre de six, et en petites molaires, au nombre de quatre à chaque mâchoire.

ARTICLE II.

CONFORMATION EXTÉRIEURE DES DENTS.

Les dents n'ont ni la même grandeur, ni la même figure; mais il n'est point question ici de ces variétés, qui n'ont rien d'important pour l'objet dont nous nous occupons.

Il est plus essentiel de connaître la division particulière de chaque dent en trois parties, en *tête* ou *couronne*, en *col* et en *racine*.

La première est celle qui paraît en dehors au dessus des gencives, et qui est plus courte et plus grosse que le reste de la dent; elle est couverte d'une couche d'une substance très dure et très blanche, qu'on appelle l'*émail de la dent*.

La seconde est celle qui supporte la précédente, et autour de laquelle le contour de l'ouverture de chaque alvéole est appuyé, et la substance de la gencive sans le concours des dentistes. Un tableau simple et précis des préceptes le plus généralement reconnus vrais, mis à la portée de tout le monde, doit devenir très utile; chaque individu y puisera les connaissances nécessaires, et sera en état de veiller lui-même à la conservation de ses dents et d'en prévenir les maladies; les mères de famille s'instruiront aisément des soins simples et peu compliqués qu'elles doivent à leurs enfans, et qui sont propres à prévenir les maux, les douleurs, même les difformités qui, dans un âge plus avancé, sont une suite ordinaire d'une négligence impardonnable dans les premières années de la vie.

Une attention réfléchie sur la multiplicité et la variété des maladies auxquelles les dents sont exposées, sur les collée; elle est plus ou moins étroite selon la diversité des dents; elle ne paraît point revêtue d'émail comme la tête de la dent: cependant M. Bertin croit que cette substance se prolonge jusque sur la racine, en s'affaiblissant par degrés.

La troisième est celle qui est entièrement cachée dans les alvéoles; elle forme toujours une partie allongée qui fait la continuation du col de la dent, et qui va en diminuant; elle est encore moins recouverte d'émail que le col; elle est percée, au bout, d'un trou qui est l'ouverture d'un petit canal dirigé verticalement de la racine à la couronne, par où s'introduisent une artériole et un nerf, qu'il transporte dans une petite cavité placée sous la couronne; l'artériole nourrit la dent, et le nerf lui donne la sensibilité. Quelques dents n'ont qu'une racine, comme les incisives, les canines et les petites molaires; les grandes molaires en ont plusieurs; les unes sont droites, les autres prennent leur direction un peu par côtés; quelquefois il y en a qui sont recourbées par leur pointe comme des espèces de crochets, tantôt en dehors, tantôt en dedans.

ARTICLE III.

STRUCTURE INTERNE DES DENTS.

On regarde ordinairement les dents comme composées de deux substances, une intérieure et une extérieure; mais M. Bertin en admet une troisième, intermédiaire entre ces deux premières, qu'il regarde comme le noyau de la dent, qui cependant diffère peu de la substance intérieure.

La substance interne ne diffère guère de la substance des autres parties osseuses du corps humain; elle est peu compacte, lâche, spongieuse, et n'a point, à beaucoup près, le degré de solidité de la substance émaillée; c'est celle qui donne passage aux nerfs et aux vaisseaux qui pénètrent dans l'intérieur des dents.

La substance extérieure est une couche très serrée, très compacte et très blanche, qui revêt toute la dent, depuis la couronne jusqu'à l'extrémité de la racine, mais dont l'épaisseur, la force et la blancheur diminuent progressivement de la tête ou couronne au col, et de celui-ci à la racine : on lui a donné le nom d'*émail*. Elle est destinée principalement à augmenter la force de la dent dans l'œuvre de la mastication, à la mettre à l'abri des injures de l'air, à la garantir de l'impression des alimens, à protéger et à défendre la substance intérieure, bien plus délicate, ainsi que les nerfs et les vaisseaux auxquels elle donne passage sur la couronne de la dent. Cette substance paraît composée de fibres rayonnées, les unes droites et parallèles à la longueur de la dent, les autres obliques ; celles du col paraissent transversales; celles des racines sont tellement affaiblies, que leur direction devient beaucoup moins sensible.

Ces trois substances renferment une cavité qui est assez considérable dans le fœtus, mais qui se rétrécit insensiblement à mesure que ces substances prennent de la consistance, de la fermeté, et qu'elles se serrent. Leur dureté n'est point cependant la même chez tous les individus : chez les uns, la dureté de la dent est extrême jusqu'à sa cavité; chez les autres, le noyau de la dent est mou, et la dureté est bornée à la substance extérieure. Cette observation est importante. Chez les premiers, les dents sont moins exposées à la carie, et celle-ci fait des progrès beaucoup plus lents; chez les derniers, ses progrès sont très rapides, et l'émail est à peine détruit, que le mal attaque l'intérieur de la dent.

ARTICLE IV.

DÉVELOPPEMENT DES DENTS.

Je n'examinerai point ici les divers états par lesquels les dents passent successivement avant de se montrer au dehors; je ne décrirai point leur premier état de fluidité et ensuite de mollesse, d'où elles passent par degrés et lentement à un état de dureté qui est l'effet d'une progression et d'un mécanisme dont la connaissance n'aurait rien de relatif à l'objet dont je m'occupe. Je ne considérerai les dents qu'au moment où, après être parvenues à cet état, elles sont poussées au dehors par une puissance intérieure.

§ Ier.

Première dentition.

Les dents, parvenues à un certain degré d'accroissement, ne peuvent plus être ni contenues ni renfermées dans le follicule membraneux qui leur a servi de matrice dans le temps de leur formation; leur couronne et leur col ont pris tout leur volume et toute leur dureté; mais leurs racines ne sont point parvenues encore au terme de leur longueur naturelle; celles-ci font un effort contre le fond de l'alvéole pour s'allonger d'une manière suffisante; il est nécessaire ou qu'elles percent cette dernière, ou que la membrane qui recouvre la couronne de la dent cède, prête à l'effort de la dent, et lui ouvre, par sa déchirure, un passage libre au dehors; celle-ci étant beaucoup moins serrée, moins compacte et moins solide, sa résistance doit être beaucoup moindre; aussi s'ouvre-t-elle plus ou moins promptement et avec plus ou moins de facilité, pour donner une issue à la couronne de la dent.

C'est là l'époque de la première dentition, de la première éruption des dents, souvent accompagnée d'accidens plus ou moins graves, dont je parlerai dans le chapitre suivant; cette opération devient plus ou moins facile, ou plus ou moins difficile, douloureuse et dangereuse, eu égard à la bonne ou à la mauvaise constitution des enfans, au degré de leur vigueur et de leurs forces, à la plus ou moins grande consistance, raideur ou mollesse du follicule qui recouvre les dents, et de la membrane des gencives.

Cette époque arrive ordinairement vers le sixième, le septième ou le huitième mois après la naissance des enfans, quelquefois au dixième, au douzième, même au quinzième. Les dents ne percent que les unes après les autres : d'abord une des incisives inférieures; peu de temps après, une seconde des mêmes dents : ces deux percent quelquefois ensemble. Viennent ensuite les deux incisives supérieures du milieu; après elles, les deux incisives inférieures latérales, et enfin les deux incisives supérieures de chaque côté; celles-ci sont suivies des deux canines inférieures, et ensuite des deux canines supérieures. L'éruption des molaires est beaucoup plus lente; elle ne commence ordinairement que vers l'âge de deux ans : il paraît d'abord une petite molaire à chaque mâchoire; quelque temps après une autre molaire qui doit devenir dans la suite la première des grosses molaires. Le temps de l'éruption des deux autres molaires ne peut être déterminé, il varie dans les divers individus; mais il faut observer que la première dentition ne donne que vingt-huit dents.

§ II.

Seconde dentition.

Vers l'âge de sept ans, quelquefois plus tard, même dans quelques sujets, vers la dixième ou la douzième année, les premières dents, qu'on appelle *dents de lait,* commencent à être moins fermes dans la cavité de l'alvéole; elles sont poussées insensiblement au dehors par d'autres dents plus fortes, plus solides, qui se développent au dessous; elles tremblent, elles vacillent, enfin elles tombent : le plus souvent on les arrache aisément avec les doigts, avec un fil, lorsqu'on s'aperçoit qu'elles sont très vacillantes : de nouvelles dents paraissent à leur place, et ce sont celles qu'on garde toute la vie. Elles ne tombent point cependant toutes à la fois ; cette seconde dentition dure quelquefois un an. On observe ici une variété; la première molaire de la première dentition est remplacée par deux molaires qui sont les deux petites molaires. Cette dentition est bornée, comme la première, à vingt-huit dents; elle ne donne que huit molaires à chaque mâchoire ; il manque la dernière des molaires de chaque côté : celle-ci, qui est connue sous le nom de *dent de sa-*

gesse, ne paraît ordinairement que vers l'âge de seize, dix-huit et vingt ans; il y a même des sujets qui ne l'ont jamais.

ARTICLE V.

CONSÉQUENCES RELATIVES A LA PRATIQUE, TIRÉES DE LA STRUCTURE ET DU DÉVELOPPEMENT DES DENTS.

La connaissance des principes que je viens d'établir est importante pour les soins qu'exige la conservation des dents; ils présentent des circonstances importantes qui doivent faire la base des préceptes dont j'entreprends de tracer le tableau. Je n'entrerai point dans des détails longs et considérables; je me bornerai à établir ces conséquences comme autant de corollaires dont on ne saurait contester la certitude.

1°. La substance extérieure des dents, ou l'*émail*, est la plus dure, la plus forte; elle résiste à l'action continuelle de la mastication; elle ne peut être altérée que par la lime, un coup violent qui la fasse éclater, ou l'action de quelque corps corrosif capable de la ronger et la détruire.

2°. Cette substance protège principalement toute la partie de la dent qui est à découvert; elle met les autres substances à l'abri des impressions extérieures, de l'action de l'air, de celle des divers alimens dont les propriétés sont si différentes.

3°. Elle garantit en même temps les vaisseaux des dents de toute compression, et leurs nerfs de l'irritation à laquelle ils seraient exposés par l'action de l'air et des corps extérieurs.

4°. Cette substance une fois viciée, c'est à dire altérée, détruite dans quelque partie de la dent, la substance intérieure, bien moins ferme, bien moins serrée, bien moins compacte, moins solide, est bientôt viciée; l'altération d'une de ses parties fait ordinairement des progrès rapides et s'étend bientôt sur toute son étendue; le nerf de la dent se trouve pour ainsi dire à découvert et exposé à l'action de l'air et des corps extérieurs, et par conséquent aisément susceptible d'irritation.

5°. Les parties de la dent qui ne paraissent point au dehors, c'est à dire sa racine et son col, qui sont moins fermes, moins solides, dont l'émail est très aminci et affaibli, ne sont défendues, la première que par l'alvéole, et la dernière que par la gencive. L'altération ou la destruction de celle-ci expose le col de la dent à l'action de l'air et des corps qui peuvent l'altérer à son tour; souvent elle facilite l'altération de l'alvéole, qui est bientôt suivie de celle de la racine de la dent.

6°. L'éruption des dents, surtout dans la première dentition, est accompagnée d'accidens dont la gravité augmente ou diminue, eu égard à la facilité ou à la difficulté de l'éruption.

7°. L'action expulsive qui pousse les dents au dehors est toujours proportionnée à la force, à la vigueur et à la constitution du sujet; il en résulte que l'éruption des dents est plus prompte, plus facile et moins douloureuse dans les sujets forts, vigoureux et bien constitués, que dans ceux qui sont faibles, délicats, valétudinaires.

8°. Plus les dents trouvent d'obstacle à leur issue au dehors, plus l'éruption devient difficile : cet obstacle ne peut venir que des follicules qui les enveloppent, et surtout de la membrane de la gencive qui recouvre les alvéoles; plus celle-ci est forte, épaisse, serrée, dense, plus elle résiste à la sortie de la dent, plus par conséquent la dentition est difficile, longue et douloureuse; plus au contraire cette membrane est lâche, molle, mince, moins elle résiste, et plus par conséquent la dentition est aisée.

9°. On ne saurait donc veiller avec assez de soin à la conservation de l'émail de la dent; c'est la partie la plus importante et dont il faut s'occuper avec la plus grande attention.

10. On doit donc éviter tout ce qui peut l'altérer, la lime, le frottement contre des corps durs, et surtout le séjour de corps ou de particules qui peuvent en opérer la corrosion.

11°. Si on ne peut parvenir à empêcher l'altération de l'émail et celle de la substance intérieure, qui en est bientôt la suite, il faut éviter que le nerf ne reste à découvert, en employant les moyens qui peuvent le garantir, surtout des impressions de l'air.

12°. Il est également important de veiller à la conservation des gencives, de prévenir leur altération, leur destruction et surtout leur décollement du col de la dent.

13°. Il n'est pas moins essentiel de

bien disposer les enfans dès le moment de leur naissance à une éruption facile et heureuse, par les moyens qui peuvent leur donner une santé forte et vigoureuse, fortifier leur corps, soutenir leur constitution, si elle est bonne, la corriger ou la modifier, si elle est mauvaise.

14°. Enfin, la disposition des gencives mérite la même attention dans l'enfance; il faut les préparer de bonne heure à se prêter aisément à l'action des dents qui doivent être poussées au dehors, en conséquence les ramollir, les relâcher et les amincir autant qu'il est possible.

CHAPITRE II.

DES SOINS A PRENDRE DE LA BOUCHE DES ENFANS.

Les soins qu'exige la bouche des enfans sont simples et peu compliqués; mais ils s'étendent depuis le moment où l'enfant est procréé, jusqu'à celui où la seconde dentition est complète. Le premier objet dont on doit s'occuper est de rendre la première dentition facile; on doit veiller ensuite à la conservation des dents qui ont poussé au dehors, et enfin travailler à faciliter de même la seconde dentition. Les soins que la première vue peut exiger ne se bornent point aux enfans; ils s'étendent jusqu'à la mère et même à la nourrice : on ne peut en concevoir l'importance que par une connaissance des accidens plus ou moins graves qui accompagnent cette première opération, et du danger qui en est souvent la suite. Je crois donc devoir commencer par en tracer le tableau; j'indiquerai ensuite les précautions nécessaires pour bien disposer le sujet et le préparer à une dentition facile et heureuse; je m'attacherai surtout aux soins particuliers qu'exige l'instant même de la dentition; après quoi je m'occuperai des moyens de conserver les dents des enfans, et je terminerai ce chapitre par une courte indication de ceux qui peuvent faciliter la seconde dentition.

ARTICLE Ier.

ACCIDENS DE LA PREMIÈRE DENTITION.

L'ouvrage de la dentition est presque toujours orageux; il est accompagné de douleurs vives aiguës; il coûte souvent bien des pleurs aux enfans, et souvent encore plus aux parens. La longueur et la gravité des symptômes, toujours inquiétans, le deviennent encore plus par l'incertitude de l'événement; on voit trop souvent cette opération, malheureusement nécessaire, moissonner de jeunes victimes, enlever les enfans à leurs pères, détruire l'espoir des familles, et ne frapper le dernier coup qu'après des souffrances cruelles, variées, multipliées et prolongées quelquefois pendant très longtemps.

Les tranchées plus ou moins violentes, plus ou moins aiguës, en sont le symptôme le plus ordinaire; leur violence est proportionnée à la délicatesse et à la sensibilité du sujet, et leur durée répond à la difficulté de l'éruption; ce symptôme est même répété quelquefois à l'éruption de chaque nouvelle dent. Le dévoiement s'y joint assez fréquemment; il est d'abord bilieux, mais s'il dure long-temps, il devient séreux et enfin colliquatif : il devient même quelquefois sanguinolent, surtout dans les sujets très sensibles, et lorsque l'irritation est portée à un degré supérieur : alors il se change presque toujours en une vraie dysenterie. Le ténesme, connu vulgairement sous le nom d'*épreintes*, prend quelquefois sa place et fatigue cruellement le malade.

Les mouvemens convulsifs ne tardent pas à paraître; ils sont plus ou moins violens, plus ou moins longs, plus ou moins fréquens, eu égard au degré, à l'intensité et à la durée de l'irritation, et par conséquent à la plus ou moins grande délicatesse et à la plus ou moins grande sensibilité du sujet. Ces mouvemens, devenus violens ou trop fréquens, se convertissent quelquefois en attaques d'épilepsie.

Ces divers accidens en amènent insensiblement plusieurs autres; le ventre se météorise, c'est à dire devient gonflé, dur, rénitent et douloureux; les urines sont rares et souvent briquetées; la perte d'appétit, les vomissemens, la soif ardente, une chaleur brûlante, l'insomnie, les inquiétudes générales, la fièvre tantôt aiguë, tantôt lente, la maigreur, le dépérissement, le marasme conduisent enfin l'enfant au tombeau.

Je n'entreprendrai point de donner ici une explication purement théorique du mécanisme de ces accidens, de la cause qui les produit, de la manière dont ils se développent; elle serait fondée sur des principes purement systématiques, qui m'éloigneraient de mon plan et n'apprendraient rien de certain. La connaissance de ces accidens doit suffire pour faire sentir la nécessité de les prévenir, et pour établir les moyens d'y parvenir.

ARTICLE II.

PRÉCAUTIONS NÉCESSAIRES POUR BIEN DISPOSER LE SUJET AVANT SA NAISSANCE.

La bonne disposition du sujet contribue beaucoup, ainsi que je l'ai déjà dit, à rendre la première dentition facile et heureuse, et à prévenir les accidens dont je viens de tracer le tableau; mais l'origine de cette bonne disposition remonte un peu haut; elle commence à l'instant de la procréation de l'espèce, et se prolonge jusqu'à celui de l'accouchement.

La bonne constitution des parens influe singulièrement sur celle des enfans; des parens faibles, délicats, mal constitués, dont les fluides sont infectés de quelques vices particuliers, font rarement des enfans sains, forts, robustes et vigoureux. Ceux qui sont dans ce cas ne doivent rien négliger pendant tout le terme de la grossesse pour corriger ou au moins modifier et adoucir le vice dominant de leur constitution : on voit tous les jours que les soins, les précautions, les remèdes dont une mère faible, délicate ou mal portante, fait usage pendant le cours de sa grossesse, aident beaucoup à rectifier la mauvaise constitution que l'enfant aurait apportée en naissant; ils sont infiniment variés, eu égard à la variété des vices et des constitutions : je ne puis entrer dans ce détail qui n'est point de ma compétence et qui m'éloignerait de mon plan; les médecins seuls peuvent diriger à cet égard la conduite des mères de famille.

Mais quelque bien constituée que soit une femme, elle ne doit pas moins user de précautions pendant le cours de sa grossesse; la conservation, la vigueur et la bonne constitution des enfans dépendent souvent de leur mère. Les passions violentes, le mauvais régime, l'abus des boissons chaudes et des alimens de mauvaise qualité, l'excès dans la fatigue, l'exercice, les veilles, contribuent beaucoup à altérer la masse des fluides des femmes grosses; elles transmettent alors un fluide vicié et dépravé aux enfans qu'elles portent dans leur sein; la masse des humeurs devient, chez ces derniers, généralement mauvaise; elle participe du vice de celle dont elle émane : de là, une altération de la constitution naturelle de l'enfant; de là, tant d'enfans qui naissent faibles et délicats, dont les humeurs sont imprégnées d'un vice qu'ils portent toute leur vie, et qui est la source de mille infirmités. La masse des fluides ne peut être infectée, que la matière première des germes des dents ne le soit aussi, que la formation de ceux-ci ne soit imparfaite, que leur développement ne devienne languissant, difficile et incomplet; les fluides qui parcourent les vaisseaux, distribués dans le tissu des gencives, portent le même vice, le communiquent à ces membranes, déterminent ou disposent leur altération; aussi, dans ces cas-là, la première dentition est-elle presque toujours longue, difficile, douloureuse et plus ou moins orageuse.

Il est aisé de sentir combien il est important de prévenir ces inconvéniens, et c'est la mère que regardent les précautions qui sont ici nécessaires. Je m'adresse à toutes les mères de famille, à celles surtout qui sont au moment de le devenir; d'elles seules dépendent la salubrité et la conservation de leurs enfans; il dépend d'elles seules de s'épargner les larmes que doivent leur arracher dans la suite les douleurs cruelles que la première dentition doit occasioner chez les tristes victimes auxquelles elles ont donné le jour; elles sont peu dignes d'être mères, si, bornant leurs soins à donner l'existence à ces êtres infortunés, elles négligent d'avance les moyens de prolonger et de conserver leurs jours, et de leur épargner des souffrances cruelles.

Un régime exact, doux, sain, régulier, une abstention de tous plaisirs fatigans ou trop actifs, une privation absolue de tout ce qui peut augmenter avec violence le mouvement des humeurs, de tout ce qui peut dépraver leur constitution, de tout ce qui peut altérer l'équilibre des solides et des fluides, un exercice suivi, mais modéré, le calme des passions, la tranquillité de l'ame, une gaieté paisible, sont les seuls moyens qui peuvent remplir les vues précédentes. Toute mère de famille, pénétrée des devoirs sacrés de son état, sera touchée des suites funestes de sa négligence, et s'empressera à les prévenir, en s'occupant des devoirs qui, au milieu des privations, remplissent de délices un cœur sensible, tendre et délicat.

ARTICLE III.

PRÉCAUTIONS NÉCESSAIRES DEPUIS LA NAISSANCE JUSQU'A LA PREMIÈRE DENTITION.

A peine l'enfant est né, qu'il exige des soins particuliers qui le disposent à éprouver une dentition heureuse et facile; on attendrait à tort l'époque de cette opération pour s'en occuper; ils deviendraient peut-être trop tardifs; souvent le mal serait déjà fait et d'une manière irréparable.

Ces soins sont de deux espèces; les premiers concernent la nourrice qui allaite l'enfant; les derniers sont relatifs à l'enfant lui-même.

§ Ier.

Précautions relatives aux nourrices.

Les humeurs des enfans participent des qualités de celles de leurs nourrices;

si ces dernières sont infectées de quelque vice, elles le transmettent à leurs nourrissons; si elles pèchent dans le régime, dans l'usage des choses non naturelles, dans leur conduite particulière, dans l'exercice des passions, leurs fluides contractent de mauvaises qualités qui se communiquent promptement aux enfans.

On ne saurait par conséquent mettre trop d'attention dans le choix d'une bonne nourrice; les gens de l'art sont en état de juger de la bonté de son lait; mais cela ne suffit point : on doit s'assurer encore de beaucoup d'autres conditions qui ne sont pas moins importantes; la connaissance des mœurs de la nourrice, de son caractère, de ses habitudes, de celui des autres nourrissons qu'elle a pu faire, mérite la même attention; on ne saurait user de trop de précautions à cet égard; les exemples des suites fâcheuses d'une négligence impardonnable sur cet objet sont trop fréquens, et nous voyons tous les jours de jeunes créatures en être les victimes infortunées.

Cela ne suffit pas encore; les précautions pour la nourrice pendant l'allaitement sont les mêmes que pour la mère pendant le temps de la grossesse; il est inutile de répéter ce que j'ai dit dans l'article précédent; on peut en faire l'application aux nourrices. Ce précepte est aussi important que le précédent; l'erreur du régime, l'abus des passions, l'inconduite particulière altèrent la constitution des fluides de la nourrice et, par une suite nécessaire, celle des enfans; les exemples en sont aussi très fréquens, et le détail des malheurs qui en résultent ferait frémir une ame sensible.

§ II.

Précautions relatives aux enfans.

Dès le moment où l'enfant est né, on doit penser aux moyens de prévenir les accidens de la dentition; on ne peut y parvenir qu'en employant de bonne heure les soins qui peuvent faciliter l'éruption des dents.

Ces soins sont de deux espèces; les premiers consistent à éloigner tout ce qui pourrait resserrer, irriter, altérer les gencives; les derniers se réduisent à les préparer, afin qu'elles se prêtent à la sortie des dents.

La tête des enfans est chargée d'humidités, qui, en tombant dans la bouche, relâcheraient trop le tissu des gencives, et souvent par leur âcreté les irriteraient ou les disposeraient à l'irritation. On doit s'attacher à écarter ces humidités de la bouche, en facilitant leur issue au dehors; on doit pour cela brosser régulièrement deux fois par jour la tête des enfans avec une brosse douce, et ensuite couvrir leur tête avec soin et avec des linges légèrement chauds.

La brosse entretient la propreté de la

tête, ouvre les pores de la peau, et les dispose à donner une issue libre à l'humeur transpiratoire; les linges chauds contribuent à entretenir la transpiration. Les avantages de cette évacuation sont évidens; elle entraîne au dehors les sérosités dont la tête de l'enfant est chargée, et qui par conséquent doivent affluer en bien moins grande quantité vers la bouche.

La méthode proposée par quelques prétendus philosophes modernes, de laisser la tête des enfans nue et exposée à l'air, a de grands inconvéniens; les impressions de l'air extérieur resserrent les pores, arrêtent la transpiration, et déterminent les humeurs, qui seraient sorties par cette évacuation, à se porter en plus grande quantité vers la bouche; aussi, la première dentition est-elle toujours plus difficile et plus longue chez les enfans qui ont été élevés de cette manière, analogue et à la façon de voir et de penser des philosophes à systèmes, mais contraire à toutes les lois de l'art, de la raison et de l'humanité.

La bouche des enfans, leur palais, leur langue, leurs gencives, sont couverts ordinairement d'un limon blanchâtre, quelquefois jaunâtre, plus ou moins épais et plus ou moins adhérent. Ce limon, par son séjour sur ces parties, produit deux inconvéniens; il en intercepte la transpiration et retient par conséquent dans leurs vaisseaux une portion de sérosité qui se serait échappée au dehors : ces vaisseaux se trouvent alors surchargés d'une quantité surabondante de fluide; le cours des liquides y devient plus difficile et plus lent; ils se disposent plus aisément à l'engorgement; ce limon peut en même temps contracter un certain degré d'âcreté qui porte une irritation nécessaire sur les gencives.

On doit par conséquent avoir soin de nettoyer souvent la bouche des enfans;

mais on doit le faire légèrement et avec délicatesse, crainte de déchirer ou de blesser des membranes aussi minces et aussi délicates. On se sert pour cela du doigt, qu'on trempe dans du miel de Narbonne ou dans du miel rosat; on le passe doucement sous la voûte du palais, sur la langue, au dessous de cette partie, et le long des gencives, et on en emporte le limon qui y est attaché. Si ce limon tient trop fortement, on peut employer un linge très fin, dont on enveloppe le doigt, ou bien une racine préparée de guimauve ou de réglisse, après avoir trempé les uns et les autres dans du miel, ou encore mieux dans une simple eau de miel.

La préparation particulière des gencives exige de nouveaux soins. Ces parties rendent souvent la dentition difficile par leur épaisseur, leur force ou leur tension. On doit par conséquent s'attacher à les ramollir, à les relâcher, et même à les amincir. L'usage des émolliens est indiqué ici ; tels sont, par exemple, le miel de Narbonne, le saindoux, le beurre frais, la cervelle de lièvre, la graisse de vieux coq, l'huile de lis, l'huile d'amandes douces ; on en frotte légèrement les gencives, ou bien on applique sur ces parties un linge qui en est bien imbibé. On se sert aussi d'une racine préparée de guimauve ou de réglisse, qu'on trempe dans l'huile de lis, dans l'huile d'amandes douces, le sirop violat, celui de capillaire, de guimauve. On emploie encore au même effet une décoction de figues grasses, de raisins de Damas, d'orge, de guimauve.

On ne doit point cependant abuser de l'usage des émolliens ; il peut avoir des inconvéniens. En relâchant trop le tissu des gencives, il le dispose à prêter trop au moment de la sortie des dents ; il cède alors, il s'allonge, il se distend sans se rompre ou se déchirer : ce qui rend la dentition plus longue et par conséquent plus douloureuse. On ne doit donc user de ces remèdes qu'avec ménagement, et ne les employer que de loin en loin, à moins que les gencives ne soient enflammées, douloureuses : dans ce cas, l'usage de ces topiques doit être plus fréquent; il devient même indispensable.

Une précaution particulière peut cependant prévenir les mauvais effets des émolliens; on fait chauffer un doigt, on en frotte les gencives de l'enfant, et on réitère cette friction le plus souvent qu'il est possible. Cette opération, quoique simple, soutient et peut même rétablir le ressort des fibres, les raidit et les rend cassantes. Elle a un autre avantage, celui de produire une compression de la gencive, par conséquent son amincissement, et de la presser contre le tranchant de la dent, de sorte qu'elle vient à se diviser avec plus de facilité.

L'usage du hochet produit encore l'amincissement de la gencive et la pression contre le tranchant de la dent; il est convenable de le donner de bonne heure aux enfans; mais il faut éviter les hochets de métal, d'or, d'argent, même ceux de cristal : ils sont trop durs; la compression devient trop forte, trop inégale; il en résulte un engorgement et l'inflammation des gencives, quelquefois leur meurtrissure; celui qu'on fait avec une langue de cuir de vache de Russie est bien plus utile et plus efficace; il est plus doux, et présente une surface large et plate, qui produit une compression égale.

ARTICLE IV.

SOINS NÉCESSAIRES PENDANT LA PREMIÈRE DENTITION.

§ Ier.

Accidens de la dentition.

Les accidens les plus graves précèdent et accompagnent très souvent la première dentition ; j'en ai déjà tracé le tableau qu'il est inutile de répéter ici. Le dévoiement et les envies de vomir sont ordinairement les premiers qui paraissent ; ils sont bientôt suivis de la tristesse de l'enfant, d'inquiétudes, de cris, de pleurs, d'interruptions fréquentes du sommeil. L'enfant porte souvent le doigt à sa bouche, il l'appuie sur les gencives qu'il paraît vouloir comprimer : la nature lui indique le remède aux maux qu'il éprouve. Ces accidens sont quelquefois les seuls qui se font sentir ; la nature vigoureuse pousse les dents au dehors, et tous les accidens cessent ; mais aussi, si la nature est faible, si la force expulsive des dents est insuffisante, si les gencives résistent trop fortement ou trop long-temps à leur sortie, les autres accidens, dont j'ai déjà parlé, surviennent ; les souffrances deviennent énormes, le danger imminent et souvent la mort prochaine.

Il faut éviter cependant de confondre les accidens de la dentition avec ceux de la même nature, qui peuvent en être indépendans. Les mêmes maux, les mêmes symptômes peuvent attaquer les enfans par des causes absolument différentes, et cela arrive assez fréquemment ; ils exigent des secours particuliers qui n'entrent point dans mon plan ; ils doivent être variés suivant les circonstances, et c'est aux médecins à les prescrire, il est aisé de les distinguer de ceux qui annoncent et accompagnent la dentition.

L'action fréquente des enfans qui portent le doigt à leur bouche et sur leurs gencives est le premier signe qui caractérise ces derniers ; les gencives sont en même temps gorgées, gonflées, rouges, enflammées, tendues et douloureuses ; souvent les joues sont rouges et chaudes, souvent encore les parties intérieures de la bouche sont également tendues et enflammées ; presque toujours, enfin, il s'y joint une salivation qui se caractérise au dehors par un écoulement de sérosité par la bouche, sous la forme de bave, quoiqu'une partie de cette même sérosité passe dans l'estomac par les voies alimentaires. Ces symptômes sont plus ou moins marqués, plus ou moins considérables, eu égard au progrès et à la difficulté de la dentition. Leur présence suffit pour attribuer à cette opération les accidens dont je viens de parler, s'ils se trouvent réunis.

§ II.

Remèdes contre les accidens de la dentition.

La médecine a cherché depuis longtemps les moyens d'arracher aux souffrances et au tombeau tant de victimes infortunées qui succombent sous la violence et la continuité des douleurs; mais la difficulté et l'impossibilité d'attaquer directement la cause de ces maux ont fait échouer jusqu'ici tous les efforts de l'art;

les seuls palliatifs ont eu des succès en donnant à la nature le temps de finir son opération.

Dès qu'on aperçoit les signes qui annoncent le travail de la dentition, on doit mettre en usage les émolliens que j'ai déjà indiqués, et les continuer avec exactitude.

Je proposerai ici un moyen que j'ai vu réussir, les fumigations dans la bouche; on remplit un vase d'eau chaude et presque bouillante; on y adapte exactement la partie évasée d'un entonnoir de carton, dont on introduit la partie étroite dans la bouche de l'enfant. On fait humer au malade la vapeur qui s'élève de l'eau chaude, et qui pénètre dans sa bouche au moyen de l'entonnoir; on répète cette opération aussi fréquemment qu'il est possible, avec la précaution cependant de ne la faire durer que peu de temps chaque fois, pour ne point intercepter la respiration.

La vapeur, chargée d'une chaleur douce et humide, se distribue également dans toute la bouche, s'applique immédiatement sur les parties tendues et souffrantes, et agit sur elles avec bien plus de promptitude et d'efficacité que l'application ordinaire des autres émolliens. Cette méthode n'a été proposée encore par personne; j'invite les mères de famille à l'employer, et je les assure d'avance qu'elles en éprouveront des succès.

A mesure que les accidens augmentent, on emploie intérieurement les calmans, les tempérans, les absorbans, même les narcotiques, quelquefois la saignée; on varie ces remèdes, on les combine ensemble, on proportionne leurs doses et le degré de leur activité à l'intensité des symptômes. On doit s'en rapporter aux personnes de l'art, qui ne se décident que d'après les circonstances qu'elles seules peuvent apprécier.

Je dois convenir cependant que ces

secours sont bien faibles et souvent insuffisans; ils ne peuvent détruire la cause de la maladie. Cependant on ne doit point les regarder comme inutiles; ils modèrent souvent les symptômes, calment l'agitation et les souffrances des malades, leur rendent un peu de tranquillité et de sommeil. A la faveur du calme qu'ils produisent, on gagne du temps; la nature, qui ne cesse jamais d'agir, en profite et avance le travail de l'éruption. Il y a même une autre observation à faire : le premier période de l'irritation des nerfs est le plus terrible, ce terme passé, il semble que le nerf s'engourdisse et devienne moins sensible. Ces remèdes prennent donc un nouveau degré d'utilité, en diminuant la gravité, les souffrances et le danger de ce premier moment.

On doit prendre garde encore, ainsi que je l'ai dit ci-devant, que l'usage des émolliens, trop fréquent ou prolongé trop long-temps, ne relâche trop les gencives, ne les rende trop souples, trop distensibles, et que par conséquent elles ne prêtent à l'action de la dent que par une distension de leurs fibres, sans se diviser et se rompre, ce qui rendrait la sortie de la dent beaucoup plus difficile, plus longue, et les douleurs continuées plus long-temps. Il est nécessaire, pour prévenir cet inconvénient, d'examiner souvent la bouche : tant qu'on trouvera les gencives également gorgées, on n'a pas grand'chose à craindre de l'usage des émolliens; mais si l'on aperçoit des parties où il y ait des inégalités très marquées, c'est à dire des élévations qui paraissent avoir la forme, le contour qui seraient l'effet d'une dent qui pousserait la gencive en dehors, on doit suspendre alors ces médicamens. Cette observation n'a été faite encore par personne; elle est cependant exacte, et je m'empresse de la publier.

Dans ce dernier cas, le jus de citron

est le meilleur de tous les remèdes; il a quelque chose de légèrement styptique, qui durcit la gencive, lui donne du ressort, et facilite sa rupture. On l'applique sur les parties éminentes des gencives, où l'on présume que la dent cherche à percer, avec le bout du doigt, ou un coton qui en est imbibé, ou un linge qu'on y trempe, qu'on exprime sur la gencive, et qu'on peut même y laisser appliqué.

Tous ces secours sont quelquefois inutiles, l'enfant souffre toujours, et la dentition ne se fait point; les accidens deviennent même graves et donnent lieu de craindre pour la vie de l'enfant. Dans ce cas, on a proposé depuis long-temps d'ouvrir les gencives pour emporter l'obstacle qui s'oppose à la sortie des dents.

Ce moyen a eu des succès; mais il a aussi le grand inconvénient d'augmenter vivement les souffrances d'un enfant, accablé déjà sous l'énormité des douleurs qu'il éprouve : il a aussi celui de l'incertitude de la partie des gencives sur laquelle il faut faire cette opération ; on ignore absolument le point précis où la dent doit percer, et on s'expose à faire subir inutilement à l'enfant une opération douloureuse.

Il y a des cas cependant où elle est indispensable; il vaut mieux tenter un remède incertain, que de livrer un enfant à une mort assurée et prochaine; on choisit alors les parties les plus éminentes des gencives, les plus tendues, les plus rouges, ou, pour mieux dire, dont le rouge est le plus obscur.

Le succès de cette opération dépend souvent de la manière dont elle est faite.

Les uns se contentent de faire une incision sur la gencive; mais l'ouverture est souvent insuffisante, et la dent produit, en sortant, une nouvelle déchirure, qui est plus douloureuse.

Quelques autres font une incision cruciale sur les gencives; mais il est à craindre que la dent ne soit pas encore assez poussée pour s'élever promptement : alors les quatre extrémités fendues peuvent se recoller, et on doit venir à une seconde opération. Quelques uns cherchent à prévenir cet inconvénient en coupant ces quatre extrémités ; mais c'est cruellement multiplier les douleurs, surtout sur une partie aussi sensible et devenue encore plus susceptible de sensibilité par l'état de tension et d'inflammation où elle se trouve.

Il vaut mieux décalotter entièrement la dent, c'est à dire emporter le morceau entier de gencive qui la recouvre ; l'opération n'en est ni plus longue, ni plus douloureuse, et l'effet en est plus prompt, la dent se trouvant dans l'instant absolument découverte; j'ose dire même qu'elle est plus effrayante pour les parens, que douloureuse pour le malade.

§ III.

Nouveaux soins pour l'éruption des molaires.

De nouveaux soins deviennent nécessaires dans la suite, après deux, trois et quatre ans, non seulement au moment de la sortie des molaires, mais même lorsque leur éruption se prépare. On peut appliquer ici les préceptes que j'ai établis relativement au ramollissement et au relâchement des gencives pour la première dentition ; mais ces moyens sont quelquefois insuffisans, l'écartement des gencives doit être ici bien plus considérable par le volume de ces dents. Il est quelquefois nécessaire de les débrider, mais cette opération exige l'œil de l'homme de l'art, et les seules circonstances peuvent en déterminer la nécessité ou l'inutilité : les principes que je pourrais établir à cet égard ne sauraient être ni assez détaillés, ni assez étendus ;

ils pourraient même induire en erreur par les mauvaises conséquences et la mauvaise application qu'il serait aisé d'en faire. Je crois devoir m'abstenir de donner aucun précepte sur cet objet; il faut nécessairement avoir recours à un homme de l'art.

ARTICLE V.

SOINS NÉCESSAIRES DEPUIS LA PREMIÈRE JUSQU'A LA SECONDE DENTITION.

Les premières dents ont à peine paru, qu'elles exigent des nouveaux soins, et ces soins doivent être continués sans interruption jusqu'au moment de la chute de ces mêmes dents, qui précède la seconde dentition.

§ Ier.

Nécessité de soigner les dents de la première dentition.

On croit en général que les dents de la première dentition ne méritent et n'exigent aucun soin, sous prétexte qu'elles doivent tomber et être remplacées par d'autres, qui sont destinées à rester pendant toute la vie; on regarde en conséquence comme indifférent qu'elles soient bien ou mal tenues, bonnes ou mauvaises, saines ou altérées, pourvu que celles qui les remplacent conservent leur état naturel sans altération. Mais ce préjugé, trop généralement répandu, fait dans la suite beaucoup de victimes de la prévention et de la négligence de ceux auxquels ce soin est confié : je crois qu'il est important de détruire cette erreur.

Les dents de lait ou de la première dentition sont exposées à la carie, comme celles qui leur succèdent, et ce vice porte presque toujours un préjudice essentiel et irréparable à ces dernières : les molaires sont celles qui y sont les plus sujettes.

1°. Les dents de lait cariées tiennent beaucoup moins fortement dans la gencive que les dents saines; elles n'opposent presqu'aucune résistance aux dents de la seconde dentition, au moment où celles-ci commencent à pousser ; ces dernières, ne trouvant aucun obstacle à leur issue, poussent avec trop de promptitude, et n'ont point le temps d'acquérir l'état de perfection qui leur est nécessaire; elles restent pendant toute la vie faibles, délicates, plus susceptibles des impressions extérieures, par conséquent plus faciles à être altérées et viciées.

2°. Si ces mêmes dents sont rongées par la carie, elles se cassent aisément; les nouvelles dents poussent au dehors une partie de leurs débris; mais il en reste souvent de petites parcelles ou dans l'alvéole même, ou entre les dents voisines ; elles causent quelquefois des douleurs plus ou moins vives, et d'autant plus fâcheuses, qu'on n'en connaît point la cause, les dents paraissant absolument saines; elles communiquent encore le même vice à l'alvéole et aux dents, qui souvent ne doivent la carie dont elles sont attaquées qu'aux restes des dents de lait cariées.

3°. Cet inconvénient est encore plus à craindre à la suite de la carie d'une molaire de lait; les débris se glissent quelquefois de chaque côté entre la molaire qui la remplace et chacune des deux dents voisines, de sorte qu'il y a alors trois dents qui courent risque de se gâter.

Il est donc important de prévenir l'altération des dents de lait; je crois devoir entrer dans quelques détails à cet égard; la connaissance des causes de cette altération doit conduire nécessairement à celle des moyens d'en garantir les enfans.

§ II.

Causes de l'altération des dents de lait.

Plusieurs causes de l'altération des dents sont communes aux enfans et aux adultes; elles comprennent tout ce qui peut vicier la contexture des dents par un contact extérieur : tels sont 1°. l'alternative fréquente des impressions de froid et de chaud, dont j'expliquerai l'action dans la suite; 2°. la formation et le séjour du tartre sur ces parties, qui corrode insensiblement la dent, et qui surtout produit un décollement de la gencive, et expose par là le col de la dent aux impressions de l'air et des alimens ; 3°. le séjour des alimens entre les dents et sur les gencives : par la partie terreuse qu'ils déposent, ils donnent lieu à la formation d'une plus grande quantité de tartre, ils compriment encore quelquefois les gencives, et y font naître des engorgemens; ils peuvent, enfin, se glisser entre le col de la dent et la gencive, décollent cette dernière, découvrent ainsi le col de la dent, et l'exposent à une altération plus facile; 4°. l'altération des gencives, dont il y a plusieurs causes que j'indiquerai dans la suite.

Les enfans sont particulièrement sujets à plusieurs maladies qui portent une impression singulière sur les dents : telles sont la rougeole et la petite-vérole, qui sont suivies assez fréquemment de l'altération de ces parties; tel est encore plus un vice scorbutique ou naturel ou acquis : je parlerai dans la suite de ses effets. Il est des enfans qui sont assez infortunés pour recevoir de leurs pères ou de leurs nourrices un germe vénérien, qui, se développant tantôt tout à coup, tantôt insensiblement, occasione une altération évidente de leurs dents ou les dispose à cette altération; mais aucune maladie ne produit cet effet chez les enfans avec autant de promptitude, de certitude et de violence, que le *rachitis*.

L'effet ordinaire de ces maladies est de produire d'abord sur les dents des fissures, des sillonnemens, qui, en s'étendant, occasionent une érosion, et celle-ci conduit bientôt à la carie.

§ III.

Moyens de prévenir les maladies des dents de lait.

Deux genres de causes que j'ai déjà indiqués présentent deux indications à remplir.

Je ne parlerai point ici des maladies des enfans qui peuvent porter une impression sur leurs dents, c'est à la médecine à y apporter les secours nécessaires; je me bornerai à recommander de ne rien négliger pour les prévenir, et de les attaquer sur-le-champ dès l'instant même où on a lieu de craindre leur invasion.

Les soins extérieurs sont le seul objet dont je doive m'occuper; ils se réduisent à de simples précautions très aisées à remplir.

On doit éviter d'abord tout ce qui peut affecter trop vivement les dents: telle est, par exemple, l'alternative du chaud et du froid. Les boissons froides produisent cet effet, lorsqu'elles succèdent à des alimens chauds ou entremêlés avec leur usage, comme dans les repas; il est prudent par conséquent, surtout en hiver, de faire légèrement tiédir l'eau qu'on fait boire aux enfans; mais on doit éviter de la faire trop chauffer; elle relâcherait leur estomac; il suffit qu'elle ait perdu sa grande froideur.

Le séjour des alimens entre les dents et sur les gencives, ainsi que la formation et l'accumulation du tartre, sont les objets principaux qui doivent fixer l'attention des mères de famille; elles doivent apporter les plus grands soins à empêcher le premier et à prévenir le dernier. Quelques précautions suffisent; je vais leur tracer en peu de mots une règle de conduite.

Elles doivent d'abord veiller avec soin à ce que les enfans ne touchent jamais à leurs dents avec des aiguilles, la pointe du couteau, celle des ciseaux et autres corps durs; mais elles doivent elles-mêmes prendre le soin de nettoyer leurs dents tous les jours après les repas avec un cure-dents de plume très souple et très doux, et ensuite les essuyer avec un linge fin mouillé d'un peu d'eau tiède, en les frottant légèrement. Elles peuvent accoutumer de bonne heure les enfans à faire eux-mêmes cette opération; j'en ai vu qui, dès l'âge de trois ou quatre ans, s'en acquittaient très bien; ils en contractent une habitude qu'ils conservent pendant toute leur vie, et qui leur devient très utile dans la suite.

Il est encore bon de ratisser tous les deux ou trois jours leurs dents avec le gros bout du même cure-dents de plume, pour enlever le limon qui s'y attache et qui résiste à l'action du linge mouillé; mais cela doit être fait légèrement et de manière à ne point endommager les gencives; on essuie ensuite les dents avec un linge mouillé, et on finit par faire gargariser aux enfans un peu d'eau tiède, qu'on rend légèrement tonique par l'addition de quelques gouttes d'une liqueur aromatique; on peut se servir pour cela de l'*Eau balsamique et spiritueuse* dont je parlerai dans la suite, et dont je donnerai la manière de se servir à la fin de cet ouvrage (1). Cette liqueur a un second avantage, celui de fortifier les gencives des enfans, toujours faibles, tendres et délicates, et de prévenir les engorgemens auxquels elles sont aisément sujettes.

Les gencives des enfans s'engorgent facilement; on soupçonne souvent chez eux un vice scorbutique qui n'existe point, et dont le soupçon n'est fondé que sur le mauvais état des gencives : la seule

---

(1) Elle se trouve rue Coq-Héron, n°. 5, chez l'auteur.

délicatesse de ces parties est la cause de ce petit accident. L'*Eau balsamique et spiritueuse* dont je viens de parler devient ici très utile : par son action tonique elle fortifie les gencives et prévient leur engorgement ; elle serait également avantageuse dans le cas d'une disposition scorbutique ; elle réunit les propriétés indiquées par ce vice particulier. C'est une raison de plus qui doit engager les mères de famille à en faire usage ; il suffit, dans les cas ordinaires, de l'employer tous les deux ou trois jours ; mais si les gencives sont gorgées, surtout si elles deviennent lâches, fongueuses, d'un rouge obscur, l'usage doit en être plus fréquent, et réitéré deux fois par jour. Si les enfans ne savent point gargariser, on peut en imbiber ou arroser les gencives avec une éponge, du coton cardé, ou y appliquer des linges qu'on aura trempés dans le mélange d'eau et de cette liqueur.

§ IV.

Moyens nécessaires lorsque les dents de lait sont cariées.

Toutes les précautions sont souvent inutiles; les soins les plus attentifs ne peuvent quelquefois préserver les dents de lait de la carie; un vice intérieur, le vice des fluides agit trop puissamment et empêche l'effet des soins extérieurs. On ne doit point, dans ce cas, hésiter à faire arracher les dents cariées, surtout lorsque la carie a fait des progrès considérables dans le corps de la dent. Mais dans quelqu'état qu'elle soit, on doit éviter avec le plus grand soin d'attendre les approches de la seconde dentition; c'est le seul moyen d'éviter les inconvéniens dont j'ai déjà parlé.

Les parens hésitent souvent à permettre cette opération; ils craignent d'exposer les enfans à des douleurs dont la tendresse paternelle grossit à leurs yeux la violence; mais leurs craintes sont mal fondées; les dents des enfans tiennent faiblement dans les mâchoires; les alvéoles eux-mêmes sont faibles, peu serrés, faciles à écarter, n'opposent par conséquent presque point de résistance; l'opération devient très prompte, très facile, et plus effrayante que douloureuse.

CHAPITRE III.

DES SOINS A PRENDRE DE LA BOUCHE DES ADULTES.

Les dents qui ont poussé à la seconde dentition sont destinées à rester pendant toute la vie. Sans une infinité de causes particulières qui altèrent leur constitution, elles existeraient autant que l'homme; mais par un concours réuni et varié de circonstances, elles souffrent divers degrés et diverses espèces d'altérations différentes, qui les conduisent souvent à leur entière destruction. Leur utilité est cependant très marquée; elles concourent à l'ornement du visage, par conséquent à la beauté du corps; elles contribuent à la beauté de la voix, et leur chute produit des modifications variées dont on aperçoit aisément des nuances dans le chant, la déclamation et le discours; elles sont encore bien plus utiles relativement aux fonctions de l'économie animale; elles sont destinées à la mastication; elles font subir aux alimens la première élaboration qui doit préparer leur digestion dans l'estomac et leur aptitude à se convertir en chyle, en sang et en toutes les autres humeurs qui circulent dans nos vaisseaux.

Il est aisé, par conséquent, de sentir combien il est important de veiller à leur conservation; on ne peut y réussir qu'en s'occupant sans cesse des moyens qui peuvent prévenir leur altération et leurs maladies. De simples soins, peu assujettissans, suffiraient si on s'y livrait de bonne heure, et si on les suivait avec exactitude : la négligence seule est la cause la plus ordinaire des accidens qu'on y éprouve.

J'entreprends ici de tracer un tableau des soins nécessaires et à portée de tout le monde ; mais pour pouvoir en faire sentir l'importance et la nécessité, et faire une application juste et exacte des conseils que je donnerai, je dois examiner plutôt d'une manière succincte les espèces et la nature des maladies des dents et des parties voisines, et les causes qui peuvent les produire.

ARTICLE Ier.

MALADIES DE LA BOUCHE.

Je ne m'occuperai point d'un grand nombre de maladies qui peuvent attaquer la bouche, et qui n'ont aucun rapport avec les dents ; je me bornerai à celles qui attaquent immédiatement ces parties, ou qui, ayant leur siége dans quelques unes des parties voisines, contribuent le plus fréquemment à l'altération de ces parties osseuses ; je m'arrêterai surtout aux maladies des dents, qui font l'objet principal de mon travail, à celles des alvéoles qui servent à recevoir et maintenir les dents, et à celles des gencives qui les soutiennent et affermissent leur position : je vais les examiner successivement les unes après les autres. Je m'occuperai aussi d'un autre accident, de la mauvaise odeur de la bouche, qui dépend quelquefois des maladies de ces parties, et qui peut aussi quelquefois les produire.

§ Ier.

Maladies des dents.

La carie des dents est la seule qui doive fixer ici l'attention et, pour ainsi dire, la seule qui attaque ces parties.

La structure des dents fait voir que leur substance extérieure ou l'émail est celle qu'il est très important de conserver ; elle couvre les autres, les protége, les défend, les met à l'abri des impressions extérieures ; son altération est bientôt suivie de l'altération des autres substances. Tant que l'émail reste dans son entier, on doit rarement craindre pour la dent; mais dès que cette substance est détruite dans un seul point, la substance intérieure ne résiste pas long-temps aux impressions de l'air et des alimens; la carie s'y forme et elle fait des progrès plus ou moins rapides, eu égard à l'étendue de l'altération de l'émail, et au plus ou moins de dureté et de consistance de la substance intérieure dont le tissu est plus ou moins serré dans les différens sujets, ainsi que je l'ai déjà dit.

Il ne faut point en conclure cependant qu'une dent ne puisse se carier tant que l'émail reste dans son entier; on voit des exemples fréquens du contraire. Souvent une dent très belle ne présente extérieurement aucune altération, ne laisse voir aucune trace de corrosion, et cependant elle est rongée intérieurement par la carie. Ce vice peut y pénétrer, soit par le col de la dent, lorsqu'il y a décollement de la gencive qui le recouvre, soit par sa racine, surtout lorsque l'alvéole est affecté : le vice de celui-ci se communique aisément à la dent qu'il contient.

Outre la carie, les dents sont sujettes encore à une maladie qui entraîne souvent leur chute, c'est l'ébranlement; mais elle n'a lieu ordinairement que chez les personnes replètes et pituiteuses, et chez les vieillards : chez les premiers, ce vice commence ordinairement par le défaut des gaînes osseuses qui ont été affectées, quelquefois affaiblies, et quelquefois en partie détruites; chez les derniers, c'est presque toujours l'alvéole qui est très usé et quelquefois presqu'effacé; aussi voyons-nous communément chez ces derniers les racines des dents dégarnies, tant du côté de l'alvéole que de celui de la gencive.

On pourrait encore placer au nombre des maladies des dents le changement de leur couleur sans aucun vice extérieur;

elles deviennent quelquefois jaunes, noirâtres; il y a même des exemples qu'elles sont devenues absolument noires, mais il est inutile de s'occuper d'une maladie pour laquelle on ne connaît point de remède.

Rien ne peut rétablir la couleur des dents, lorsqu'elle est altérée; on peut conserver leur blancheur, on peut détruire la couleur jaune ou grisâtre qu'elles prennent quelquefois par le tartre dont elles sont couvertes; mais lorsque l'altération de la couleur est inhérente au corps de la dent, qu'elle ne dépend d'aucun vice extérieur et sensible, elle est l'effet d'une révolution qui s'est opérée dans son tissu et le plus souvent dans celui de sa substance intérieure : le mal est alors sans remède, et tous les moyens qu'on pourrait employer seraient inutiles.

Je dois cependant en excepter, 1°. les cas où la couleur des dents est altérée dans des maladies violentes, surtout putrides ou malignes; elle se rétablit ordinairement à mesure que les malades reprennent des forces; 2°. ceux où les dents se ternissent ou prennent une teinte jaune par l'effet des digestions pénibles ou du mauvais état des premières voies; c'est un accident passager qui ne dure qu'autant que l'indigestion qui y a donné lieu.

§ II.

Maladies des gencives.

Il suffit de rappeler l'usage auquel les gencives sont destinées, et dont j'ai déjà parlé, pour se convaincre de leur influence dans la production des maladies des dents.

Les gencives sont collées exactement sur la partie qui est au dessous de la couronne de la dent: elles embrassent fortement leur col; elles le garantissent des impressions extérieures, le préservent ainsi de l'altération qui suivrait aisément sa dénudation : elles affermissent les dents dans leurs alvéoles ; elles les maintiennent fortement dans leur situation, et font, par rapport à ces parties, la fonction de ligamens.

Dès le moment où les gencives se décollent, elles ne serrent plus la dent, elles ne la maintiennent plus dans sa situation, elles ne défendent plus son col des impressions extérieures; cette partie de la dent exposée à l'air, à l'action des alimens, à celle des boissons, aux alternatives de chaud et de froid, s'altère promptement, et la carie survient aprés un temps plus ou moins long.

Les gencives se décollent de deux manières, ou par l'action d'un corps étranger qui les soulève, les écarte, se glisse entre ces parties et la dent, et empêche absolument leur rapprochement, ou par le vice particulier des gencives elles-mêmes. Ces parties sont d'un tissu lâche; elles sont remplies de vaisseaux assez distensibles, aisés à s'engorger; elles se relâchent en conséquence aisément et s'engorgent avec la même facilité. Dans l'un et l'autre cas, elles perdent cette tension et cette raideur qui leur sont nécessaires pour brider, serrer et maintenir les dents; elles se soulèvent aisément et se décollent.

Les vices particuliers des gencives sont assez multipliés, et ils sont tous analogues à leur constitution, à leur structure particulière. Elles se relâchent, s'engorgent, deviennent gonflées, pâles, livides, flasques, mollasses, enflammées; elles s'élèvent quelquefois, et tantôt forment des bourlets, tantôt sont raboteuses; elles sont quelquefois comme corrodées, rongées, décharnées; elles sont encore sujettes à s'enflammer, à être le siége d'ulcères, d'abcès, de petits chancres, d'aphthes, etc. Ces vices ont des causes dont je vais parler; mais ils dépendent aussi quelquefois d'un vice particulier des dents, qui est toujours la suite de la négligence qu'on apporte à soigner ces parties.

§ III.

Maladies des alvéoles.

La solidité des dents ne dépend point seulement des gencives, mais encore des alvéoles ou des gaînes osseuses où leurs racines sont encastrées. Leur conservation dépend également de ces mêmes parties.

Les alvéoles ne peuvent être viciés que les dents ne s'en ressentent bientôt.

Si elles se détruisent, les gencives s'altèrent facilement, s'éloignent de leur état naturel, se retirent, souvent suppurent; elles ne prêtent plus aux dents l'appui ferme et solide qui leur est nécessaire; ces dernières vacillent d'abord, s'ébranlent ; leurs racines, dénuées de leur gaîne osseuse et dépouillées de leur périoste, ne tiennent plus dans l'alvéole et deviennent comme des corps étrangers aux gencives dont elles ne sont plus recouvertes. Dépouillées de leurs enveloppes, elles se trouvent exposées aux impressions extérieures, et par conséquent à l'altération de leur substance, à la carie.

Si les alvéoles se carient, ce vice se communique bientôt à la racine de la dent. Il est connu et généralement reçu que la carie d'une pièce osseuse se transmet très promptement à la pièce osseuse voisine, pour peu qu'il y ait de contact entre celle-ci et la partie cariée : de là vient qu'une dent cariée altère bientôt la dent voisine, si elles se touchent par la partie affectée; de même la carie de l'alvéole ne tarde point à s'étendre sur la racine de la dent et à y faire des ravages plus ou moins prompts et plus ou moins considérables.

Chez quelques individus, les alvéoles et les cloisons intermédiaires qui occupent les intervalles des racines sont très minces, et par conséquent peu propres à opposer une résistance considérable; les dents qu'elles portent doivent nécessairement être faibles à leur tour; elles ne peuvent faire certains efforts sans être bientôt ébranlées; elles demandent les plus grands ménagemens, et surtout des précautions très attentives pour la conservation des gencives, qui, par leur fermeté et leur solidité, peuvent seules suppléer à la faiblesse des alvéoles.

Les alvéoles et les mêmes cloisons intermédiaires dont j'ai déjà parlé peuvent encore se ramollir et devenir cartilagineux, il y en a beaucoup d'exemples; cela arrive surtout dans certaines affections scorbutiques; on l'a vu aussi quelquefois chez les personnes dont les alvéoles sont très minces, lorsqu'à la suite d'une accumulation longue et considérable de tartre entre la dent et la gencive, celle-ci se soulève, est comprimée, s'engorge; que le sang y entre et y reste en stagnation, qu'il dégénère de son état naturel : il en résulte quelquefois un ramollissement de l'alvéole. Dans l'un et l'autre cas, les dents manquent alors de soutien; elles sont privées de l'appui des alvéoles; elles ne tiennent plus et ne peuvent résister à des efforts même médiocres.

Les alvéoles sont encore quelquefois corrodés, ou par l'âcreté des fluides, comme chez quelques scorbutiques, ou par l'accumulation et le séjour du tartre, qui soulève la gencive et descend jusqu'à l'alvéole. Il en résulte le même effet, le défaut de solidité de la dent et l'altération de sa substance.

§ IV.

Mauvaise odeur de la bouche.

La mauvaise odeur de la bouche dépend quelquefois du mauvais état des dents et des gencives, quelquefois elle en est indépendante ; mais alors elle peut contribuer aisément à altérer ces parties. Elle est habituelle ou passagère ; la première est plus désagréable et plus difficile à détruire ; la dernière reconnaît ordinairement pour principe des causes accidentelles. Cet accident considéré soit comme effet, soit comme cause des maladies des dents et des gencives, mérite une attention particulière ; je m'en occuperai dans la suite.

ARTICLE II.

CAUSES DES MALADIES DE LA BOUCHE.

Les causes des maladies des dents, des gencives et des alvéoles sont à peu près les mêmes ; elles sont ou intérieures ou extérieures.

§ Ier.

Causes intérieures.

Les causes internes des maladies de la bouche peuvent comprendre généralement tout ce qui peut vicier la masse des fluides, et gêner, altérer ou détériorer les fonctions de l'estomac et la digestion. On peut rapporter ici les excès dans tous les genres, l'abus des liqueurs fortes, une vie trop sédentaire ou trop agitée, l'abus des passions de l'ame, l'altération des sécrétions et des excrétions, la dégénérescence des hommes, les humeurs étrangères, qui, mêlées avec la masse du sang, la vicient et l'infectent, comme la dartreuse, la scorbutique, la vérolique, etc.

L'humeur dartreuse, exaltée ou portée à un degré considérable, agit singulièrement sur les gencives et les dents ; les premières deviennent souvent rouges, engorgées, tuméfiées, quelquefois même elles se décharnent; elles en imposent assez souvent aux gens de l'art, qui, au premier coup-d'œil, prennent leur état pour un signe d'affection scorbutique. Il se forme, sur le col de la dent et au haut de la gencive, un cercle brun ou noirâtre, ensuite livide, qui paraît déprimer et repousser la gencive. Cette même humeur agit quelquefois intérieurement sur le corps de la dent, la dessèche, la calcine et la détruit ; quelquefois elle cause d'abord des agacemens, ronge ensuite l'émail et ramollit la dent.

Le vice vénérien dégénéré produit souvent le même effet, surtout lorsqu'il a été attaqué vainement par l'usage intérieur des mercuriaux.

Les différens vices de l'estomac, la surcharge de ce viscère, surtout par des alimens pris du règne animal, les mauvaises digestions, la disposition des humeurs à la putréfaction et à la dégénérescence, les affections scorbutiques, la dégénérescence des humeurs digestives, sont autant de causes intérieures de la mauvaise odeur de la bouche. Cet accident est plus ou moins marqué et plus ou moins soutenu, eu égard au degré, à l'activité et à la durée de chacune de ces causes. Il y a beaucoup de personnes chez lesquelles la colère produit le même effet, surtout si elle est suivie de cris, d'agitation, d'emportement.

La surabondance de la pituite, l'épaississement de la salive et la viscosité de cette humeur sont encore des causes fréquentes de l'altération des dents : on voit tous les jours que ceux qui sont sujets à l'un ou l'autre sont très exposés d'abord à l'ébranlement des dents, et ensuite à leur carie.

La grossesse et l'époque de la cessation des règles sont deux temps trés critiques pour les dents chez les femmes. Les fluxions surviennent; elles sont plus ou moins fréquentes; les dents s'ébranlent, et enfin se carient ou tombent sans aucune cause évidente qui paraisse déterminer leur chute.

La petite-vérole, la rougeole, surtout lorsqu'elles sont de mauvaise espèce et qu'elles participent d'un peu de malignité, altèrent souvent les dents; elles produisent cet effet d'une manière bien plus certaine, lorsqu'elles arrivent dans le temps de l'ossification des dents.

Le scorbut est de toutes les maladies celle qui porte une action plus prompte et plus forte sur les dents; il affecte d'abord les gencives; elles s'engorgent, se gonflent, et insensiblement deviennent fongueuses, se retirent, se décharnent, souvent se détruisent : l'altération et la destruction des dents suivent bientôt ces différens vices de ces parties.

§ II.

Causes extérieures.

Les causes extérieures des maladies de la bouche sont aussi actives, peut-être aussi multipliées, et toujours plus fréquentes que les causes intérieures ; elles ne proviennent presque toutes que de la négligence trop ordinaire dans les soins nécessaires pour la propreté de la bouche, et de l'usage de plusieurs prétendus remèdes qu'on vante mal à propos comme propres à la conservation des dents. Il est au pouvoir de chaque individu de les prévenir, et si elles surviennent, on n'en doit accuser que sa négligence ou une confiance déplacée.

1. *Causes dépendantes des remèdes recommandés mal à propos pour prévenir les maladies de la bouche.*

On entend préconiser de toutes parts des remèdes de toute espèce, de nature même différente, et j'ose dire contradictoire; ils sont toujours présentés comme les seuls efficaces pour prévenir les maladies de la bouche et surtout celles des dents; les personnes de tout sexe, de tout état, en conseillent à l'envi: chacun a son remède, et ce remède est toujours souverain.

Les personnes mêmes qui se livrent par état au traitement des maladies de la bouche varient prodigieusement entr'elles sur les propriétés, la nature, l'espèce, la forme des moyens qu'elles conseillent. Chacun a son opiat, sa poudre, son élixir; chacun vante les merveilles de ce qu'il dit lui appartenir, et déprime les propriétés des remèdes de son voisin.

De simples marchands, surtout les parfumeurs, s'ingèrent aussi dans cette partie; ils préparent à tort et à travers des remèdes pour les dents, et le public a la bonté de donner une confiance aveugle à de simples manouvriers, dont l'unique science est de mélanger les drogues en se conformant bien ou mal aux recettes qu'ils trouvent ou qu'on leur donne.

On conseille à l'envi des opiats, des poudres, les acides, le tabac, des lotions avec le vin, et un nombre infini d'autres remèdes dont le détail serait très multiplié. Je ne finirais point si je voulais les suivre tous pour faire connaître leurs inconvéniens; je me bornerai à ceux qui sont les plus recommandés, les plus usités, et dont les suites peuvent être les plus fâcheuses.

Opiats. Les opiats ont presque toujours pour base les coraux, la pierre-ponce, même quelquefois la brique; ce sont autant de corps durs qui, quoique réduits en une poudre très fine, conservent toujours leur dureté primitive, leur raideur, leur inflexibilité, et souvent des angles plus ou moins aigus. On s'en apercevra aisément si on veut prendre la peine de les mâcher; on trouvera entre les dents une matière comme sablonneuse, dure, que rien ne peut écraser.

On applique plus ou moins souvent et une plus ou moins grande quantité de ces opiats sur les dents; on frotte par dessus avec le doigt, un linge, une brosse, ou tout autre corps propre à faire une certaine force sur le corps de la dent. Le frottement doit être nécessairement un peu fort pour remplir l'indication qu'on se propose, celle de nettoyer la dent.

Ces corps durs doivent gratter, ratisser, lisser, polir l'émail, en emporter chaque fois une certaine quantité, par conséquent diminuer insensiblement son épaisseur, enfin l'user, le détruire. Ces opiats contiennent même quelquefois des substances corrosives dont l'action est plus prompte et plus destructive.

L'abus des opiats est d'autant plus évident, que leur usage ne saurait remplir le but qu'on se propose. On s'en sert pour nettoyer les dents, pour en détacher le limon, le tartre; mais cette substance est d'une dureté presqu'égale à celle de la dent; elle doit résister par conséquent à l'action des opiats. Leur usage devient donc inutile, et on doit s'en abstenir; on doit même faire une autre réflexion : toute substance qui serait propre à détruire le tartre exercerait la même action sur l'émail, et en détruisant la première de ces substances elle altérerait nécessairement la dernière.

Poudres. Les poudres ont à peu près la même composition et les mêmes inconvéniens que les opiats; elles s'attachent encore plus fortement aux gencives, et se glissent plus aisément entre ces parties et la dent, les soulèvent, les écartent et exposent le col de la dent aux impressions extérieures.

Acides. On emploie assez volontiers les acides végétaux, comme le suc de citron et le vinaigre, et les acides minéraux, comme propres à nettoyer les dents, et à détruire le limon, le tartre qui y est attaché; mais le danger de ces médicamens est évident.

L'émail de la dent, quoique d'un tissu plus serré que le tartre, est cependant de la même nature; ils sont l'un et l'autre de la nature des terres absorbantes. L'action des acides sur ces terres les a fait regarder comme propres à détruire le tartre; mais on n'a pas fait attention qu'ils doivent porter la même action sur l'émail : ils ne peuvent détruire le tartre sans détruire en même temps cette substance.

L'observation confirme cette vérité; les acides s'insinuent à travers les pores de l'émail, en écartent les fibrilles ou lames, séparent la partie muqueuse de la partie terreuse, détruisent ainsi leur union, produisent une effervescence intestine dans le corps de la dent, qui conduit à sa destruction. Ils paraissent, il est vrai, blanchir les dents; mais cette blancheur n'est que momentanée ; l'agrément passager qu'elle procure en impose: c'est un appât insidieux qui engage à continuer l'usage de ce remède dangereux ; mais c'est un serpent caché sous des fleurs, qui exerce sa rage et développe son venin en se couvrant d'un extérieur agréable et séduisant ; c'est un ennemi caché qui mine sourdement et sans bruit l'édifice qu'il veut renverser, en lui donnant un éclat trompeur qui en impose à ceux qui sont intéressés à sa conservation. Aussi voit-on tous les jours les personnes qui se félicitent de la beauté de leurs dents, par un usage continué des acides, être attaquées tout à coup de douleurs vives, fréquentes et étendues sur presque toutes leurs mâchoires, qui leur annoncent une altération générale de leurs dents et un démeublement ou démantellement prochain de leur bouche.

Les acides minéraux sont encore plus dangereux que les acides végétaux ; leur impression est plus prompte et, pour ainsi-dire, plus corrosive. Tout le monde peut se convaincre de leur action ; on peut prendre une dent et la plonger pendant quelque temps dans un acide minéral; on la verra insensiblement se ramollir et enfin se détruire.

Quelques personnes croient corriger l'action délétère des acides en leur associant des spiritueux; elles mêlent de l'eau-de-vie avec les acides végétaux, et de l'esprit de vin avec les acides minéraux; mais cette association ne corrige aucun inconvénient; les spiritueux ne peuvent ni dénaturer les acides, ni affaiblir leur énergie, ni modérer leur action; la connaissance des affinités chimiques suffit pour s'en convaincre.

Lotions avec le vin. Quelques personnes sont dans l'usage de rincer leur bouche avec du vin rouge; mais il en résulte deux inconvéniens : le vin altère à la longue la blancheur des dents ; cette liqueur est naturellement tartareuse; elle dépose sur les dents une partie du tartre dont elle est chargée; ce tartre se colle à l'émail, s'accumule, se durcit et produit les accidens que j'attribuerai bientôt au tartre des dents en général.

Tabac. On emploie encore la cendre de tabac, ou cette substance en poudre, pour frotter et nettoyer les dents. Je ne m'arrêterai point à faire voir l'inconvénient du tabac, relativement aux désordres qu'il peut produire dans la machine; l'ivresse, les éblouissemens, les soulèvemens d'estomac, les envies de vomir, en sont les suites ordinaires chez beaucoup de personnes; je me bornerai à ses effets sur la bouche. Une expérience certaine fait voir que son usage continué pendant quelque temps fait une impression sur les dents, dont elle altère la blancheur, en leur donnant une teinte jaunâtre ou roussâtre, plus ou moins foncée, eu égard à la plus ou moins grande durée de son usage, et à la disposition du tissu plus ou moins serré des dents.

2. *Causes dépendantes de la seule négligence.*

La négligence est la cause la plus ordinaire des maladies des dents. Les personnes qui ont soin de leur bouche, qui portent une attention constante à en entretenir la propreté et à éviter tout ce qui peut altérer la substance des dents et des gencives, y sont moins sujettes, tandis qu'au contraire celles qui négligent ces soins y sont beaucoup plus exposées.

On peut rapporter à trois chefs les causes qui dépendent de la négligence : le premier est relatif à l'incurie ou au mauvais choix des corps avec lesquels on cherche à enlever les corps étrangers qui se sont glissés entre les dents : les deux derniers concernent la propreté de la bouche et la génération d'une substance délétère qu'on connaît sous le nom de *tartre*.

CONTACT DES CORPS DURS. On devrait avoir la plus grande attention à ne toucher les dents qu'avec des corps doux, souples, qui ne puissent porter aucune impression sur l'émail. On se sert habituellement de corps étrangers pour enlever ou détacher les corps étrangers et les restes d'alimens qui se sont glissés dans l'interstice des dents. Les cure-dents de plume seraient les plus propres à cet usage; mais par un usage malheureusement trop commun, surtout chez les femmes et les enfans, on néglige de s'en pourvoir, ou on trouve trop long de mettre la main dans sa poche pour prendre ceux qu'on peut avoir; on emploie le premier instrument qui tombe sous la main, la pointe d'un couteau, la pointe de ciseaux, et le plus souvent une aiguille ou une épingle. Ces instrumens peuvent non seulement blesser et déchirer la gencive, mais ils agissent bien plus positivement sur la dent; ils éraillent, ils raient, ils usent la substance émaillée, et à la longue ils produisent sa destruction.

SÉJOUR DE LA PATE ALIMENTAIRE. Bien des personnes négligent de nettoyer leur bouche après chaque repas : il reste sur leur langue, leur palais et surtout leurs gencives, et encore plus sur les dents et dans les interstices qui séparent ces parties, des parcelles plus ou moins considérables, qui sont des restes que la pâte alimentaire a laissés après la mastication et la déglutition; il en résulte plusieurs inconvéniens.

1. Le séjour de la pâte alimentaire occasione souvent le ramollissement de la substance osseuse des dents.

2. Ce même séjour est encore une des causes les plus ordinaires de la mauvaise odeur, même de la fétidité de la bouche, les parcelles d'alimens se cor-

rompant par le séjour des parties voisines.

3. Si quelque dent est déjà cariée, les parcelles alimentaires qui s'introduisent dans la carie et qu'on y laisse séjourner se corrompent, contractent un certain degré d'âcreté, corrodent la substance intérieure de la dent avec d'autant plus de facilité qu'elle est à découvert, et accélèrent ainsi son entière destruction.

4. Les parcelles alimentaires laissées sur les gencives y séjournent, s'y attachent, s'y collent, interceptent la transpiration de cette partie, y portent même une espèce de compression; si leur séjour est trop long, elles contractent une âcreté qui est suivie de l'irritation, et quelquefois de la corrosion de la gencive; cette partie s'enflamme, s'engorge, se tumé-fie, devient douloureuse, quelquefois livide, lâche, flasque; elle se décolle, se corrode, se décharne, et il en résulte les inconvéniens que j'ai déjà décrits.

5. Les mêmes parcelles alimentaires,

en séjournant sur les dents, pèsent sur la portion de la gencive qui embrasse et serre leur col; elles la soulèvent, se glissent entre cette partie et la dent, s'opposent à leur réunion, donnent lieu de nouveau à l'inflammation et à l'engorgement des gencives, et à l'altération du col et de la racine de la dent.

6. Enfin, les alimens sont chargés de parties terreuses, et ces parties sont plus ou moins abondantes, eu égard à la nature des alimens dont on use. L'opération de la mastication qu'ils éprouvent dans la bouche développe en plus grande quantité leurs parties terreuses; les parcelles qui restent dans la bouche y déposent la terre dont elles sont chargées : plus leur séjour est long, plus ce dépôt est considérable, parce que la salive, dont l'afflux est continuel dans la bouche, les délaie, les détrempe continuellement, se charge de ces mêmes parties terreuses, et les dépose sur les dents. Il en résulte une

formation d'une plus grande quantité de tartre, dont je vais décrire les effets fâcheux.

TARTRE. Le tartre est une substance dure, qui s'attache à la dent, couvre souvent une partie de la couronne, descend assez fréquemment à son col, et quelquefois se propage jusqu'à la racine et même au dessous de la racine. Il est formé par l'union de plusieurs couches posées les unes sur les autres, et ces couches sont un assemblage de parties terreuses réunies les unes aux autres et retenues dans leur union par une substance gluante et mucilagineuse.

Les alimens dont nous faisons usage, les boissons, l'air que nous respirons, la salive dont la bouche est toujours imprégnée, sont chargés de parties terreuses qui se déposent dans la bouche, s'attachent au palais, aux gencives et aux dents, à ces dernières surtout, sur lesquelles elles trouvent un appui plus ferme et plus solide. Les parties mucilagineuses de la salive, et la matière grasse et visqueuse dont la langue et les dents sont ordinairement couvertes tous les matins, se mêlent à ces parties terreuses, et les réunissent ensemble. Il en résulte un limon qui est comme un ciment ou un mastic, qui s'attache fortement aux dents, et qui, d'abord humide et mou, se dessèche ensuite par la chaleur des parties voisines, et acquiert une dureté pierreuse qui résiste à tous les moyens, pour ne céder qu'à l'instrument tranchant.

Le tartre n'est qu'un, quoique cependant on en distingue plusieurs espèces; il y en a de noir, de jaune-citron, de jaune-brun, de gris foncé, de rouge, de vert : ces deux dernières espèces sont très rares. On regarde le premier comme le moins fâcheux, le second comme plus nuisible que le premier, et le troisième comme le plus dangereux; mais leurs effets sont les mêmes. Cette substance, en général, n'a rien de corrosif; elle n'agit ordinairement que par une action mécanique sur les gencives, et subséquemment sur les racines des dents, et cette action est la même pour les différentes espèces : si elle exerce quelque corrosion, ce n'est que sur les gencives et sur la membrane qui recouvre la racine des dents.

L'effet du tartre est évident et facile à concevoir, il s'attache d'abord à la couronne de la dent; les nouvelles couches qu'il acquiert tous les jours augmentent insensiblement son volume, et compriment la gencive dans la partie où elle embrasse le col de la dent : cette compression est suivie d'une gêne dans le cours du sang, d'une stagnation de ce fluide, de l'engorgement, de la tuméfaction et de l'élévation de la gencive. Cette partie opposant alors moins de résistance, quelques parcelles de tartre se glissent entr'elle et la dent ; il s'en accumule de nouvelles, l'écartement de la gencive en est une suite. Le tartre fait des progrès, s'étend le long de la racine de la dent, pénètre dans l'alvéole, repousse à la fois la gencive et l'alvéole, comprime plus fortement la première, quelquefois la déchire, et souvent ramollit le dernier. Ces effets deviennent tous les jours plus marqués et plus considérables, à mesure que le tartre augmente en volume.

De là les gencives, d'abord engorgées et enflammées, deviennent ensuite tuméfiées, lâches, flasques, fongueuses ; elles s'excorient, se rongent, se décharnent ; elles ne prêtent plus aucun secours à la dent, aucun appui qui puisse la maintenir dans sa situation. Les alvéoles se ramollissent, s'écartent, souvent sont rongés et ne fournissent plus aux dents le point fixe qui leur est nécessaire. Les dents deviennent tremblantes, chancelantes, peu propres à faire la moindre force, et tombent au premier effort.

Le tartre, parvenu au bas de la racine de la dent, gagne insensiblement du terrain, et se glisse au dessous de cette racine, entr'elle et l'alvéole; à mesure qu'il acquiert un nouveau volume, il porte une action mécanique sur la dent, il la repousse, l'élève, la fait sortir de sa situation, la rend encore plus chancelante, et facilite sa chute.

Ce ne sont point là les seuls effets que le tartre produit; en soulevant la gencive, en l'éloignant de la dent, en détruisant son tissu, en écartant l'alvéole, il découvre le col et la racine de la dent, il l'expose à l'action de l'air et aux autres impressions extérieures, il facilite et occasione même l'altération de sa substance, et enfin sa destruction.

Enfin le tartre, soit par lui-même, soit par l'altération de la substance des dents qu'il produit, soit par les différens vices des gencives auxquels il donne lieu, est souvent la cause de la mauvaise odeur de la bouche.

Le tableau que je viens de tracer n'est point exagéré; il contient une peinture exacte et fidèle des maux que produit l'accumulation du tartre, qui est toujours une suite de la négligence de chaque individu pour la propreté de sa bouche et la conservation de ses dents.

ARTICLE III.

MOYENS DE PRÉVENIR LES MALADIES DE LA BOUCHE.

Je n'entreprends point ici d'indiquer des moyens curatifs, je m'éloignerais du plan que je me suis prescrit; je ne dois m'occuper que des soins particuliers qui peuvent prévenir les maladies des dents et des gencives. Je ne m'occuperai point même de celles qui dépendent d'un vice interne, de causes intérieures, elles ne sont point de ma compétence; elles exigent des remèdes particuliers et variés selon les circonstances qui demandent les conseils d'un médecin : il n'est question ici que de celles qui reconnaissent pour principe une cause extérieure.

La malpropreté ou la négligence est proprement la cause la plus ordinaire des maladies des dents et des gencives, et pour ainsi dire elles dépendent toutes de la formation et de l'accumulation du tartre : tous les soins doivent donc se réunir pour en empêcher la formation; ces soins ne sont ni difficiles, ni pénibles, ni compliqués, mais ils exigent une assiduité constante, c'est à dire ils permettent peu d'interruption ou de négligence.

On ne doit point même se borner à la conservation des dents saines; on doit porter ses vues jusque sur les dents et les gencives malades, pour empêcher les progrès du vice dont elles peuvent être affectées.

Il est enfin quelques préceptes généraux qui peuvent être appliqués à l'un et à l'autre cas, et qu'il est utile de traiter en particulier, pour pouvoir mettre ensuite plus d'ordre, de précision et de clarté dans le détail des soins relatifs aux deux cas des dents et des gencives en santé et en maladie.

§ Ier.

Préceptes généraux.

1. Le seul frottement avec quelque corps étranger, soutenu par l'action d'une liqueur légèrement tonique, peut prévenir la formation du tartre; mais les corps durs ou graveleux deviendraient dangereux par l'érosion et la destruction de l'émail de la dent, qui seraient la suite de leur usage : j'en ai déjà donné les raisons. C'est par suite de ce principe que les opiats et les poudres ne peuvent être que nuisibles, ainsi que je l'ai déjà dit : toutes

celles qu'on a proposées jusqu'ici ont ce défaut, elles sont toutes préparées avec des coraux, la pierre-ponce ou autres substances d'une dureté égale; elles doivent être toutes comprises dans la proscription générale que doit faire prononcer la certitude de leurs mauvais effets. On peut voir ce que j'ai déjà dit à ce sujet.

Les inconvéniens de ces préparations ont fait recourir à d'autres moyens qui ne présentent point l'idée du frottement d'un corps dur contre l'émail de la dent, et la crainte de la destruction de cette substance.

On a proposé des lotions avec les acides ou le vin, et des frictions sur les dents avec la poudre ou la cendre du tabac; mais ces moyens ont d'autres inconvéniens aussi réels que le précédent; je les ai déjà indiqués ci-devant.

On a conseillé le lierre brûlé, réduit en poudre très fine, la croûte de pain aussi brûlée et réduite en poudre, le papier brûlé et ensuite comme pulvérisé : ces moyens sont assez bons, ils sont assez propres à nettoyer les dents ; mais ils laissent presque toujours sur ces parties une couleur terne qui les fait paraître altérées, et qui défigure une bouche.

On a proposé la lie desséchée ou le tartre du vin mis en poudre ; on les a présentés comme le meilleur de tous les remèdes, et celui qui a le moins d'inconvéniens ; mais on a oublié que ces substances sont chargées de parties tartareuses, qu'elles en laissent toujours une certaine quantité sur les gencives, sur les dents et surtout dans les interstices de ces dernières, et que par conséquent, loin de prévenir la formation du tartre, elles peuvent y donner lieu.

Enfin, on a attribué aux feuilles d'oseille la double propriété de bien nettoyer les dents et de fortifier les gencives ; on a conseillé d'après cela de s'en frotter les dents. Je ne contesterai aucune de ces deux propriétés, elles paraissent vraies; mais l'oseille contient un acide, et rentre par conséquent dans la classe des autres acides dont j'ai décrit les inconvéniens : cela est si vrai, que les dents en sont agacées aisément, et que les personnes dont les dents sont susceptibles d'agacement ne peuvent point s'en servir.

J'ai cherché à prévenir tous ces inconvéniens; je suis parvenu à préparer un opiat qui ne contient aucune des substances précédentes, qui n'a ni coraux, ni pierre-ponce, ni aucune espèce de corps durs, qui n'est fait qu'avec des substances douces, molles, propres à bien nettoyer les dents sans les user, et qui, par l'addition de quelques autres substances légèrement styptiques et toniques, soutient le ton, le ressort et la fermeté des gencives; il remplit par conséquent les indications qu'on doit se proposer, sans avoir aucun des inconvéniens des différens moyens qu'on a employés jusqu'ici (1).

Ces opiats et ces poudres laissent toujours des parcelles des drogues qu'ils contiennent sur les gencives, sur les dents et entre les interstices de ces dernières. Il est prudent, par conséquent, chaque fois qu'on s'en est servi, de bien nettoyer les interstices des dents avec un cure-dents de plume, et de bien laver ou rincer ensuite la bouche avec un peu d'eau tiède; il convient même de rendre cette eau légèrement tonique par l'addition d'une liqueur spiritueuse et aromatique qui soutient le ressort des gencives : cette addition est d'autant plus nécessaire, que ces parties peuvent avoir été froissées, meurtries, comprimées par le frottement et par le cure-dents; la liqueur spiritueuse et aromatique les rétablit sur-le-

---

(1) On le trouve rue Coq-Héron, n°. 5.

champ. On peut employer pour cela l'*Eau balsamique et spiritueuse* dont je parlerai dans la suite : il suffit d'en mettre dix ou douze gouttes dans un demi-verre d'eau.

2. La conservation des gencives n'est pas moins importante que celle des dents, et concourt même beaucoup à celle-ci. Elles pèchent le plus souvent par leur engorgement, leur tuméfaction, leur relâchement. Il est essentiel de prévenir ces accidens; on emploie pour cela des lotions avec des liqueurs spiritueuses et aromatiques qui soutiennent leur ressort; ces liqueurs les maintiennent dans leur état naturel lorsqu'elles ne s'en sont point écartées, et les rétablissent lorsqu'elles ont contracté quelques uns des vices précédens. L'*Eau balsamique et spiritueuse* remplit très bien cette indication ; on en verse dix ou douze gouttes dans un demi-verre d'eau tiède avec laquelle on se rince la bouche.

§ II.

Soins nécessaires pour la conservation des dents et des gencives saines.

Les soins nécessaires pour la conservation des dents saines sont simplement des soins de propreté ; ils tendent non seulement à prévenir la formation du tartre, et par conséquent à conserver les dents, mais encore à entretenir la netteté et la fraîcheur de la bouche, que tout le monde désire, et qui contribuent à la santé.

On se place tous les matins devant une glace ou un miroir, on gratte légèrement sa langue avec un couteau d'ivoire ou d'écaille, pour en enlever le limon qui s'y est attaché dans la nuit ; on nettoie bien avec un cure-dents de plume les interstices des dents ; on gratte légèrement les dents avec le même cure-dents, pour en détacher les parcelles du même limon qui peuvent s'y trouver ; on frotte les dents et les gencives avec un corps doux, imbibé d'eau tiède, dans laquelle on a versé un peu d'*Eau balsamique et spiritueuse*, et on rince enfin sa bouche avec ce qui reste de la même eau.

Les corps doux, dont on conseille l'usage pour faire ces frottemens, sont assez variés. On propose assez généralement des racines préparées; mais elles ont l'inconvénient de gratter un peu trop fortement l'extrémité des gencives, et souvent de les soulever. Un linge fin vaut beaucoup mieux, mais le coton cardé est préférable; cependant, après sa première action, il s'aplatit, se déprime, et ne fait plus le même effet : il vaut mieux se servir d'une mousseline, qui est une toile de coton, et qui n'a point le même inconvénient; elle conserve quelque temps son duvet. Quelque bonne cependant que puisse être la mousseline pour cet usage, les petites éponges fines et préparées lui sont préférables; leur action est plus douce et plus soutenue; elles pénètrent jusque dans l'interstice des dents, y exercent un léger frottement, et y introduisent quelques gouttes de la liqueur dont elles sont imbibées.

Dans cette opération, on doit toujours avoir soin de diriger le frottement de haut en bas pour les dents de la mâchoire supérieure, et de bas en haut pour celles de la mâchoire inférieure.

On ne doit point se borner à frotter les dents, il faut faire la même opération sur les gencives; mais celle-ci doit être plus légère et faite avec plus de mollesse.

Ces soins suffisent pour l'ordinaire; mais il est bon de prendre une nouvelle précaution pour emporter les petites parcelles de limon qui pourraient rester attachées aux dents. Cette précaution consiste à frotter les dents avec un opiat; celui que je prépare n'a point les inconvéniens de tous les autres, il ne contient aucun corps dur qui puisse porter un préjudice à l'émail des dents. On en prend avec le bout du doigt, on l'étend sur les dents; on frotte ensuite avec une éponge fine préparée : après quoi on frotte de nouveau avec une éponge imbibée d'eau tiède, à laquelle on a ajouté de l'*Eau balsamique spiritueuse*, et enfin on rince sa bouche avec le reste de la même eau.

Je ne pense point comme beaucoup de dentistes, qui conseillent de faire cette dernière opération tous les jours. Le frottement serait réitéré trop souvent et trop multiplié; il userait insensiblement l'émail de la dent, et une précaution qu'on prendrait pour sa conservation tendrait à sa destruction. Il suffit de le faire tous les quatre ou cinq jours, surtout si on a le soin de nettoyer tous les jours sa bouche de la manière que je viens d'indiquer.

Les dents exigent encore de nouveaux soins à la suite des repas : on doit éviter de laisser séjourner dans la bouche les restes de la pâte alimentaire. Pour prévenir ce séjour et les suites qui pourraient en résulter, on doit, après chaque repas, avoir le soin de bien nettoyer les dents avec un cure-dents de plume, ensuite rincer sa bouche avec un peu d'eau tiède, et enfin essuyer les dents légèrement avec le bout de la serviette ou du mouchoir.

Ces soins suffiront dans tous les temps pour prévenir la formation du tartre et par conséquent les maladies des dents, auxquelles cette substance donne lieu. L'*Eau balsamique spiritueuse* maintiendra en même temps les gencives dans leur état naturel, les fortifiera, et préviendra ainsi leur engorgement, leur relâchement et leurs maladies.

§ III.

Soins nécessaires pour la conservation des dents et gencives malades.

On néglige assez fréquemment les soins nécessaires pour la conservation des dents, et on ne se reproche cette négligence que lorsqu'on en ressent les effets. Les dents se couvrent de tartre, leur substance s'altère, se carie; la bouche prend une odeur désagréable, les gencives deviennent malades ou au moins s'éloignent de leur état naturel, et sont dans une disposition prochaine à l'état de maladie.

Cet état particulier exige des soins propres à en prévenir les progrés; souvent avec quelque précaution on rétablit la bouche dans son premier état, et on évite des maladies douloureuses et désagréables, qui seraient la suite d'une nouvelle négligence.

1. *Dents couvertes de tartre.*

Les dents se couvrent de tartre, et son accumulation est plus ou moins considérable, eu égard à la plus ou moins grande activité ou fréquence des causes qui donnent lieu à sa formation, et au plus ou moins de négligence qu'on a eu pour la propreté de la bouche.

Il est inutile de tenter de dissoudre, de détacher et de détruire cette substance au moyen de poudres, opiats, élixirs, essences ou toutes autres liqueurs : leur action serait toujours insuffisante, et toute liqueur qui serait capable d'opérer la dissolution du tartre serait dangereuse; elle produirait le même effet sur la dent.

Il n'y a qu'un seul moyen à employer dans ce cas-là : c'est de faire détacher le tartre par un dentiste au moyen de l'instrument; à la suite de cette opération, on doit veiller à ce que le tartre ne se forme point de nouveau, en employant les précautions que je viens d'indiquer pour la conservation des dents saines.

2. *Dents cariées.*

L'extirpation de la dent est le moyen qu'on propose le plus souvent pour celles qui sont cariées; mais on ne doit point permettre légèrement cette opération. La conservation des dents est trop essentielle pour l'agrément et pour l'utilité, et on ne doit sacrifier ces parties que lorsqu'on a perdu tout espoir de les conserver.

Les cas dans lesquels on doit se permettre d'arracher les dents sont bornés : cette opération devient nécessaire 1°. lorsqu'elles sont tellement endommagées, qu'on est convaincu que rien ne pourra les conserver ; 2°. lorsque les douleurs qui en résultent sont vives, aiguës et habituelles, ou presqu'habituelles; 3°. lorsqu'après un abcès il survient un ulcère fistuleux; 4°. lorsqu'on a lieu de craindre que les alvéoles ne soient cariés : à l'exception de ces cas, il faut différer l'extirpation de la dent et travailler à la conserver autant qu'il est possible.

On doit alors chercher à amortir ou diminuer la sensibilité du nerf de la dent, et en même temps garantir ce nerf et la substance de la dent de l'action de l'air, des alternatives de chaud et de froid, et de toutes les autres impressions extérieures. L'*Eau balsamique spiritueuse*, dont je parlerai dans le chapitre suivant, remplit très bien la première indication, et on satisfait à la dernière par un morceau de coton qu'on introduit dans la dent.

On doit commencer par introduire du coton dans la dent aussi avant qu'il est possible, et l'y laisser pendant une ou deux heures, pour absorber toute l'humidité qui s'y trouve; on l'ôte ensuite, et on introduit un nouveau morceau de coton qu'on a imbibé d'*Eau balsamique spiritueuse;* on le fait entrer aussi avant qu'il est possible; on le renouvelle tous les deux ou trois jours, avec la précaution de ne l'ôter qu'au moment où le nouveau est prêt à être introduit, afin d'empêcher l'introduction de l'air et de l'humidité.

3. *Mauvaise odeur de la bouche.*

Plusieurs causes donnent à la bouche une odeur désagréable, quelquefois même fétide et insupportable : les unes sont internes, les autres sont externes; je ne m'arrêterai point aux premières, elles sont du ressort de la médecine; les dernières seules entrent dans le plan que je me suis proposé.

Lorsque ce vice dépend de l'accumulation du limon, du tartre, du séjour des alimens, il exige les mêmes soins que ceux que j'ai indiqués, pour détruire ou prévenir ces derniers.

S'il est produit par le gonflement, le relâchement, la mollesse, l'altération des gencives, on ne doit se proposer que de rétablir leur ressort et leur consistance: on y réussit par des lotions et des gargarismes fréquens d'eau tiède, dans laquelle on a versé quelques gouttes d'*Eau balsamique spiritueuse;* mais on doit les réitérer trois ou quatre fois tous les jours.

S'il est l'effet de la carie de quelque dent, on doit s'attacher d'abord à bien dessécher l'intérieur de la carie au moyen d'un peu de coton qu'on y enfonce aussi avant qu'il est possible, et à y porter ensuite continuellement un autre coton imbibé d'*Eau balsamique spiritueuse*, qu'on renouvelle tous les jours, ou, au plus tard, tous les deux jours.

Cette mauvaise odeur est quelquefois l'effet de dents artificielles; mais je n'ai aucun précepte à donner à cet égard : cela dépend de la manière dont ces dents sont travaillées et placées; si elles donnent de l'odeur, c'est au dentiste à corriger cet inconvénient, en changeant ou replaçant ces dents.

Enfin, cette odeur accompagne toujours les affections scorbutiques; l'*Eau balsamique spiritueuse* est ici très utile, en raffermissant et fortifiant les gencives : on s'en sert plusieurs fois par jour en lotion et en gargarisme dans de l'eau tiède.

Dans tous les cas de mauvaise odeur dans la bouche, de quelque cause qu'elle provienne, il est nécessaire d'entretenir la propreté de cette partie par les soins et précautions que j'ai déjà indiqués : il est utile en même temps de tenir souvent dans la bouche un aromate, qui corrige à la fois l'odeur et le vice des gencives; on propose pour cela de mâcher de temps en temps du cachou, de l'écorce de citron sèche; le premier a l'inconvénient d'être une substance terreuse, qui peut favoriser la formation du tartre; le dernier peut produire de bons effets, mais il est souvent insuffisant; j'y substitue du coton trempé dans l'*Eau balsamique spiritueuse*, qu'on mâche de temps en temps.

4. *Maladies des gencives.*

Les maladies des gencives, dont je dois m'occuper ici, ont toutes le même caractère; elles connaissent toutes pour principe, d'abord l'engorgement, et ensuite le relâchement de ces parties. Elles ne présentent par conséquent qu'une indication à remplir, celle de soutenir leur ressort, lorsqu'elles ne l'ont point encore perdu, et de le rétablir si elles sont tombées dans le relâchement.

L'*Eau balsamique spiritueuse* remplit à merveille cette indication; elle fortifie les gencives, elle raffermit leur tissu; elle soutient et rétablit leur ressort. On l'emploie mêlée avec de l'eau tiède, à la dose de douze ou quatorze gouttes par demi-verre d'eau; on en lave les gencives au moyen d'une éponge et on en rince la bouche. Il suffit de répéter cette opération deux fois par jour, lorsqu'on ne se propose que de soutenir le ressort de ces parties; mais on doit les réitérer plus souvent dans les cas de relâchement, de mollesse, de flaccidité, de renversement, de déperdition de substance: on doit y revenir plus ou moins fréquemment, eu égard au degré auquel ces différens vices sont parvenus.

Il y a cependant des cas où cette liqueur ne saurait convenir, et où l'on doit absolument s'en abstenir : tels sont ceux où les gencives sont très enflammées, où on y éprouve des battemens et des élancemens aigus, où l'inflammation s'étend jusqu'aux parties voisines, où l'on s'aperçoit qu'il se forme des abcès : dans tous ces cas, l'*Eau balsamique spiritueuse* pourrait devenir nuisible ; on doit employer de préférence des lotions émollientes et des cataplasmes de la même nature.

Il arrive quelquefois que les gencives saignent, lorqu'on nettoie les dents avec un cure-dents. Bien des personnes conseillent alors de piquer les gencives pour les faire saigner ; mais cette opération peut être faite sur une partie de la gencive où le sang ne serait point disposé à couler, ou qui n'aurait point de communication avec celle qui serait engorgée, elle deviendrait par conséquent inutile ; il est bien plus convenable de profiter de l'ouverture que le cure-dents a faite, et de favoriser la sortie du sang par cet endroit, en comprimant légèrement la gencive avec les doigts.

CHAPITRE IV.

DES PROPRIÉTÉS ET USAGES DE L'EAU BALSAMIQUE SPIRITUEUSE.

J'AI conseillé plusieurs fois, dans le cours de cet ouvrage, l'*Eau balsamique spiritueuse*, comme très utile, dans beaucoup de cas, pour la conservation des dents et des gencives, soit des enfans, soit des adultes, dans l'état de santé et dans l'état de maladie. Cela ne suffit point; il me reste à entrer dans quelques détails relatifs aux avantages qu'on peut retirer de cette liqueur.

ARTICLE Ier.

PROPRIÉTÉS DE L'EAU BALSAMIQUE SPIRITUEUSE.

L'*Eau balsamique spiritueuse* ne contient aucune substance minérale; elle n'est préparée qu'avec des végétaux. Ceux-ci sont choisis dans la classe des plantes douces et des substances aromatiques, dont la combinaison est nécessaire pour remplir la double indication qu'on se propose ordinairement de fortifier les gencives et d'éviter de produire sur leur substance une irritation qui pourrait être suivie d'inflammation.

Persuadé de l'innocence et de la bonté de ces médicamens et de l'utilité de leur combinaison, je n'ai point hésité à les mettre sous les yeux de la Faculté de médecine de Paris et de la Société royale de médecine. La connaissance de la composition de cette liqueur lui a valu le suffrage et l'approbation de ces deux Compagnies : j'en parlerai plus au long dans la suite.

J'ai indiqué déjà les différens cas dans lesquels cette liqueur peut devenir utile; mais comme ils sont épars dans cet ouvrage, je crois devoir en faire ici une récapitulation succincte.

1. Cette eau contribue singulièrement à la propreté de la bouche et à prévenir la formation du tartre, en emportant les plus petites parcelles de matières terreuses ou limoneuses qui peuvent s'être collées aux dents, et celles qui peuvent s'être glissées dans les interstices de ces parties. A ce titre, elle est très utile aux adultes et même aux enfans dans l'intervalle de la première à la seconde dentition. (*Voyez* pages 68, 120, 121, 122, 123.)

2. Elle est balsamique et aromatique, par conséquent tonique; elle porte sur les gencives une action un peu styptique, par laquelle elle resserre et raffermit leur tissu : elle est propre, par conséquent, à fortifier ces parties, à les maintenir dans un état de ton, de tension et de fraîcheur, c'est à dire dans leur état naturel; elle contribue par là à prévenir les maladies soit des gencives, soit des dents : les premières, en prévenant leur

relâchement, leur mollesse et leur flaccidité; les dernières, en conservant dans leur état naturel les parties qui doivent les maintenir dans leur situation, et concourir à leur solidité. Elle convient, à ce titre, aux enfans et aux adultes. (*Voyez* pages 69, 70, 117, 118, 121, 122, 123.)

3. Elle prévient les progrès de la carie, et amortit la sensibilité du nerf de la dent, lorsqu'il est à découvert, qui est l'unique origine des douleurs qu'on éprouve; mais elle ne peut produire cet effet que par un usage continué pendant quelque temps, avec la précaution de ne point l'interrompre et de porter toujours un peu de coton dans la partie cariée. (*Voyez* pages 126, 127, 128.)

4. Elle contribue singulièrement à corriger la mauvaise odeur de la bouche, soit en raffermissant et fortifiant le tissu des gencives, lorsqu'elle dépend du relâchement, de la mollesse et de la flaccidité

de ces parties, soit en corrigeant celle qui vient d'une dent cariée, par son introduction dans la dent, soit en aromatisant l'intérieur de la bouche au moyen de la mastication d'un peu de coton qu'on en imbibe. (*Voyez* pages 129, 130.)

5. Cette eau est utile principalement dans les maladies des gencives, dans celles où ces parties tombent dans un état de relâchement, de mollesse, de flaccidité, de pâleur, de lividité, lorsqu'elles deviennent douloureuses, gonflées, saignantes, baveuses, fongueuses, qu'elles se décollent, se soulèvent, se renversent, se décharnent. (*Voyez* pages 69, 70, 130, 133.) C'est par là qu'elle réussit dans toutes les affections scorbutiques de la bouche; ses succès à cet égard sont si fréquens, que les observations que je pourrais rapporter seraient très multipliées. C'est encore par là qu'elle convient beaucoup aux marins et à toutes les personnes qui voyagent sur mer, par rapport

aux affections scorbutiques qu'ils s'exposent à contracter.

ARTICLE II.

MANIÈRE DE FAIRE USAGE DE L'EAU BALSAMIQUE SPIRITUEUSE.

Les détails seront ici très bornés ; je les ai déjà donnés dans le cours de cet ouvrage, en parlant des différens cas dans lesquels l'*Eau balsamique spiritueuse* peut être utile.

On n'use jamais de cette eau pure, à moins que ce ne soit pour l'introduire dans le creux d'une dent cariée; on en verse alors quelques gouttes sur du coton pour l'insinuer dans la dent. Dans tous les autres cas, on la mêle avec de l'eau : on en met environ douze gouttes dans un demi-verre d'eau, ou une cuillerée à café dans un demi-setier d'eau, dans les cas ordinaires, comme lorsqu'il ne faut qu'entretenir la propreté de la bouche; mais dans les cas où les gencives sont dans un mauvais état, on doit en augmenter la dose à proportion du degré et de l'urgence du vice de ces parties.

On l'emploie de trois façons : 1°. avec du coton qu'on en imbibe pour l'introduire dans le creux d'une dent cariée; 2°. sous forme de lotion, au moyen d'une éponge fine préparée qu'on trempe dans le mélange des deux liqueurs, et avec laquelle on essuie les gencives et on frotte les dents; 3°. sous forme de gargarisme, en rinçant la bouche avec ce mélange, et le retenant ensuite pendant quelque temps dans la bouche avant de le jeter.

On peut user de l'*Eau balsamique spiritueuse* sans crainte; elle ne contient rien de malfaisant et de nuisible : quand on en avalerait, on n'en éprouverait aucun mauvais effet, comme on peut s'en assurer par le jugement de MM. les Commissaires de la Faculté de médecine de Paris.

ARTICLE III.

PREUVES DE LA BONTÉ DE L'EAU BALSAMIQUE SPIRITUEUSE.

Les effets que j'ai attribués à l'*Eau balsamique spiritueuse* pourraient paraître douteux à quelques personnes qui refuseraient de s'en rapporter à mon témoignage; mais je puis m'appuyer du suffrage de deux Compagnies savantes, des deux premières Compagnies médicales du royaume, également célèbres par l'étendue des lumières des membres qui les composent, et par la sagacité et l'intégrité de leurs jugemens : je parle de la Faculté de médecine de Paris et de la Société royale de médecine.

J'ai soumis cette liqueur à l'examen de la première, qui n'en a porté son jugement qu'après une connaissance exacte de sa composition et des procédés que je mets en usage pour la faire.

La dernière, chargée expressément par le Gouvernement de l'examen des remèdes nouveaux, a pris les mêmes précautions, et a voulu me voir opérer sous les yeux de ses Commissaires : ce n'a été que d'après la connaissance qu'elle a eue des substances qui entrent dans la composition de cette eau, des procédés que j'emploie pour la préparer et de la bonté de la préparation, qu'elle l'a honorée de son approbation, et qu'elle m'a accordé la permission de la distribuer.

Je crois devoir rapporter ici les preuves du suffrage de ces deux Compagnies, et l'autorisation du Ministre de l'Intérieur.

Rapport de MM. les Commissaires de la Faculté de médecine de Paris.

Vous nous avez chargés, Messieurs, d'examiner une Liqueur dentifrique que prépare le sieur Botot. Pour satisfaire aux ordres de la Faculté, nous nous sommes transportés chez lui. Il nous a d'abord présenté cette Liqueur qu'il débite sous le nom d'*Eau balsamique spiritueuse*; il a pareillement soumis à notre examen les différentes substances qu'il fait entrer dans sa composition : il ne nous a même pas fait mystère des doses et de la quantité qu'il emploie, bien différent en cela de ces vils charlatans qui, à l'aide des secrets qu'ils font de leurs recettes très souvent mal combinées et mal assorties, cherchent à cacher leur ignorance en même temps qu'ils trompent le public.

Après que nous eûmes examiné ces divers ingrédiens, le sieur Botot a fait le mélange en notre présence; il les a mis dans un matras qui contenait une suffisante quantité d'une liqueur spiritueuse, pour y rester en digestion l'espace de six semaines. Nous avons apposé le scellé, tant au matras qu'à la bouteille qui contenait la liqueur antérieurement préparée, pour être à portée d'en faire, par la suite, un objet de comparaison. Le temps de la digestion étant écoulé, nous nous sommes transportés de nouveau chez ledit sieur Botot. Nous avons reconnu nos cachets bien entiers; il a débouché les vaisseaux, et a versé sur ce que contenait le matras une huile essentielle aromatique. Nous nous sommes assurés que la liqueur récemment préparée était semblable à la plus ancienne; que le goût de l'une et de l'autre, et surtout l'odeur, étaient agréables; que cette composition, où les aromates dominent, non seulement ne contient rien de préjudiciable à la santé, mais qu'elle est de nature à remplir les vues qu'on se propose dans la confection de ces sortes de médicamens, lesquelles consistent à nettoyer, blanchir, conserver les dents et à fortifier les gencives. D'aprés ces considérations, nous estimons que la Faculté peut lui donner son attache.

A Paris, ce 1er. Octobre 1777.

Signé LECLERC, BERTRAND, MAIGRET, LEPREUX.

Extrait des Registres de la Faculté de médecine.

La Faculté, assemblée le 1er. du mois d'octobre 1777, a unanimement approuvé le rapport fait par MM. Bertrand, Maigret, Lepreux, qu'elle avait nommés pour examiner une Liqueur spiritueuse aromatique, dont le sieur Botot nous a dit être l'auteur, et qu'il se propose de vendre au public. Elle consent, d'après le plus grand nombre des suffrages, à donner son approbation à cette Liqueur, qu'elle met au nombre des dentifriques utiles et agréables; et j'ai conclu.

Signé J.-C. Desessarts, Doyen.

Extrait de l'Autorisation du Ministre de l'Intérieur.

Son Excellence le Ministre de l'Intérieur, ayant fait examiner par la Commission spéciale des remèdes secrets, nommée en exécution du Décret de Sa Majesté Impériale, du 18 août 1810, la recette de l'*Eau balsamique et spiritueuse*, destinée à entretenir la beauté des dents et la propreté de la bouche, communique à M. Botot le rapport de la Commission, qui a déclaré que cette préparation était propre à remplir le but indiqué, et qu'elle pouvait en même temps être considérée comme objet de propreté et de toilette.

15 Octobre 1811.

Extrait des Registres de la Société royale de médecine.

La Société royale de médecine, ayant entendu, dans sa séance tenue le 16 mai 1783, la lecture du rapport des Commissaires qu'elle avait nommés pour examiner une Liqueur balsamique et spiritueuse, dont la composition lui a été présentée par le sieur Botot, a pensé que cette Liqueur, pouvant être employée utilement, méritait son approbation, et qu'elle devait réunir son suffrage à celui de la Faculté de médecine de Paris, qui, en octobre 1777, a porté sur cette même Liqueur un jugement favorable.

En foi de quoi j'ai signé le présent, au Louvre, le 6 juin 1783.

Vicq-d'Azir, Secrétaire perpétuel.

BIBLIOTHÈQUE ROYALE

TABLE DES MATIÈRES.

FIN DE LA TABLE.

Eau Balsamique et Spiritueuse

de M. Botot,

Pour entretenir la beauté des Dents et la propreté de la bouche.

Rue Mauconseil, N.° 12, en face du cloître S.t Jacques l'Hôpital.

BIBLIOTHÈQUE ROYALE

Monsieur Le chevalier Vanpraet
Conservateur dela bibliotheque Royale

M. Botot a l'honneur de vous prévenir que, le Gouvernement ayant ordonné de percer une rue dans sa maison, Cloître S.t Jacques l'Hôpital, N.° 2, son domicile est transporté en face dudit Cloître, Rue Mauconseil, N.° 12, où se débite son Eau Balsamique et Spiritueuse, approuvée anciennement par la Faculté et la Société de Médecine, et récemment par la Commission nommée par S. E. le Ministre de l'Intérieur en vertu du décret du 18 Août 1810.

M. Botot s'empresse de vous indiquer son nouveau domicile, pour que vous puissiez y faire prendre son Eau Balsamique et Spiritueuse, avantageusement connue depuis quarante ans pour fortifier les gencives, raffermir les dents, les entretenir blanches et saines, arrêter les douleurs, fixer la carie, rendre la bouche fraîche, et communiquer à l'haleine une odeur suave. Cette Eau convient particulièrement à toutes les personnes sujettes à la pituite, ou qui ont la bouche pâteuse, les gencives pâles, molles, fongueuses et saignantes; à celles qui auraient été dans la nécessité de faire usage du mercure; aux femmes enceintes, exposées au gonflement des gencives: enfin, elle est essentielle aux marins, dont elle garantit les gencives et les dents des effets du scorbut.

Paris, le *28 fevrier 181*

www.ingramcontent.com/pod-product-compliance
Ingram Content Group UK Ltd.
Pitfield, Milton Keynes, MK11 3LW, UK
UKHW031903260826
14628UKWH00002B/955

9 782014 112399